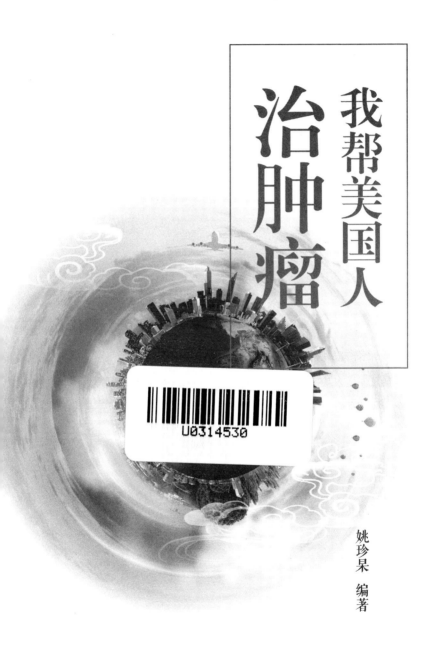

我帮美国人治肿瘤

姚珍杲　编著

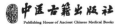
中医古籍出版社
Publishing House of Ancient Chinese Medical Books

图书在版编目（CIP）数据

我帮美国人治肿瘤 / 姚珍杲编著. — 北京：中医
古籍出版社, 2022.2
　ISBN 978-7-5152-2419-0

　Ⅰ.①我…　Ⅱ.①姚…　Ⅲ.①肿瘤－中西医结合疗法
Ⅳ.①R730.59

　中国版本图书馆CIP数据核字（2022）第008790号

我帮美国人治肿瘤

姚珍杲　编著

策划编辑	姚　强	
责任编辑	李　炎	
封面设计	韩博玥	
出版发行	中医古籍出版社	
社　　址	北京市东城区东直门内南小街16号（100700）	
电　　话	010-64089446（总编室）010-64002949（发行部）	
网　　址	www.zhongyiguji.com.cn	
印　　刷	三河华东印刷有限公司	
开　　本	880mm×1230mm　1/32	
印　　张	5.5	
字　　数	100千字	
版　　次	2022年2月第1版　2022年2月第1次印刷	
书　　号	ISBN 978-7-5152-2419-0	
定　　价	49.00元	

读《我帮美国人治肿瘤》一书感言

我有幸拜读了姚教授所著《我帮美国人治肿瘤》一书，获益良多。他将运动医学、中医学与现代医学有机结合起来，以其丰富的临床实践向肿瘤发起挑战，另辟蹊径，造福患者，令人十分敬佩。

他具有独特的中医点穴功能，能进入患者经络并直达病所，疏通经络，活血化瘀，动员人体免疫机制，赶走或杀死癌细胞，又教会病人配合适当的运动与补充必要的营养，将先天之本与后天之本相结合，能提高疗效，精准治疗，不用药物也能治病，充分发挥了中西医结合的优势，取得了惊人的成效。

这一治疗新途径值得大力推广，更好地为病人服务，恢复身体健康，既是国人之愿，亦是世人之福。

中南大学湘雅医学院中西医结合研究所原负责人

中药研究室主任　博士生导师

张自强　2018 年 8 月 21 日于美国旧金山

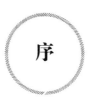

序

  2014年，拙著《首柱养生功》出版，出版社的同志得知我还在研究中国气文化，便向我推荐了在该社出版养生保健著作《心脑血管病的不吃药疗法》的湖南籍旅美学者姚珍杲先生。通过出版社的同志介绍，我们相识了。2017年，时年90高龄的姚老回国，我以设立在湖南的中国健身气功科研基地学术委员会主席名义邀请姚老为基地做体医融合专题学术报告，姚老欣然承应并印发了《防治肿瘤的锻炼和保健方法》小册子作为报告会辅导资料，而那本小册子，正是本次出版的书籍《我帮美国人治肿瘤》的蓝本。

  我深知那本小册子的宝贵价值，正如美国哈佛大学身心医学研究所所长、狄康尼斯医院院长、医学博士本森（Herbert Benson）评论所言："……我知道姚医师在老年医学与临床医学方面的成就是杰出的，我有很多朋友经姚医师诊治以后获益匪浅。由于他年事已高，我认为如果不能全面地学好他的医疗技术，美国与全世界都将眼光短浅地失去机会。"在我看来，这本小册子是姚老多年临床经验的总结，许多内容鲜为人知，其独到的治疗方法更堪为一绝，如果不能得以出版保护，很可能失传，那将是中国传统气文化"创造性转化、创新性发展"成果的一大损失。因此，当我得知姚老那本小册子即将出版并邀我为之作序时，兴奋之余又有些许诚惶诚恐，担心自己的学识水平有限，难以达到姚老的高度而不能很好的表达。

中国气文化博大精深。在中国哲学里，气是化生万物的本原性存在。《老子》提出"道"是万物的本原。在《管子》看来，《老子》之"道""恍兮惚兮无定形"，其实是一种"气"，一种"精气"，即《管子·内业》所言"精也者，气之精者也"。又说："凡物之精，比（合）则为生，下生五谷，上为列星。"也就是说，天下五谷万物，天上日月星辰，无一不是由精微物质——气化生而来。

继先秦之后，历代哲学家均有气一元论的思想表达。唐代王充提出"元气"是天地万物原始的物质基础，柳宗元认为，天地中充满了元气，元气分为阴阳二气，二气相互作用，形成了世间万物；宋元明清时期，张载把"气"作为世界的实体，认为有形有象可见的万物以及看来空虚无物的太虚都是由气所构成的；刘因在承认气一元论的基础上指出"天地之间，凡人力所为，皆气机所使"，从而认为人之一身，养气尤为重要，提倡平心静气；罗钦顺则提出"人物之生，本同一气"，王廷相断言"天内外皆气"，方以智则认为："一切皆气所为也，空皆气所实也。"王夫之继承并发展了张载的气一元论，认为气是世界的唯一实体，"天人之蕴，一气而已"。在理气关系上，认为理是依凭于气的，没有离开气而自己存在的理。颜元也认为"生成万物者气也"。戴震认为气是"形而上"的，所谓的"形而上"，是指"形以前"，所谓的"形而下"，是指"形以后"，坚持世界万物源于气的气一元论思想。

在西方哲学里，气也曾被认为是万物的本原性存在。古希腊哲学家阿那克西美尼（约公元前585—前525）就认为，气包围着整个世界，一切都由气形成，人的灵魂也是由气形成的。当代系统科学—系统哲学领军人物之一的欧文·拉兹洛1988年在中国社科院哲学所做学术报告时提出"场是宇宙的本原"，并把这种场命名为"阿卡沙场"，认为它无处不在，是融于万物之中的存在。凡有形之物，凡是结合而成的事物，都是由阿卡沙演化而成的。拉兹洛在描述阿卡沙场时指出"对于人类而言，它相当于中医的气、印度哲学的能量或生命素或普拉那，以及传统西方医学的生命能"。在我看来，拉兹洛所谓的阿卡沙场，实质上也是中国气文化之"气"的另一种表达。

中国气文化应用广泛，涉及哲学、中医、武术、预测等诸多领域。姚老自青少年时代就开始学习中医、武术等中国传统文化，他在书中所论及治肿瘤的方法，一是以中医点穴推拿为主治疗肿瘤的方法，二是防治肿瘤的自我锻炼与保健方法，都是结合现代多学科知识对中国气文化的应用。无论是施术治疗肿瘤的方法还是自我锻炼与保健方法，都运用了气"聚有形散无形""升、降、出、入"及其对生命体"聚生散死"的性质原理。这本书得以出版面世，无疑是广大肿瘤患者的一记福音。

湖南省社会科学院生命哲学与养生文化研究中心主任

哲学研究所副所长　研究员

唐光斌

2021 年 2 月 27 日于长沙

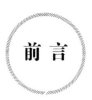

前　言

　　本书包括两部分内容：一是以中医点穴推拿为主治疗肿瘤的方法，二是防治肿瘤的自我锻炼与保健方法。书中介绍的都是一些中西医相结合的自然疗法（非药物疗法），特别是自我锻炼与保健方法，更是增强体质、提高免疫力、防治以肿瘤为主的各种中老年慢病的健身方法，肿瘤患者、专业人员与一般中老年人都适用，只要根据自己的身体状况选用，无任何副作用。

　　众所周知，手术、放疗与化疗是西医治疗肿瘤（癌）的三板斧。关于如何运用放疗、化疗的问题，有关报刊、书籍已有许多评论，本书不赘述。而在肿瘤发生初期，用手术将肿瘤切除（赶出体外），已成为大多数美国医生的首选，对某些肿瘤也取得了明显的疗效。但手术也存在一些问题，国内外肿瘤专家的临床经验均证明，如大范围手术创伤太重，不仅会降低患者的免疫力，还会促使癌细胞扩散；而小范围手术又难免残留癌细胞，或需继续配合放疗、化疗，甚至进行第二次手术。还有，年老体弱或身患其他重病者，也是经不起手术折腾的。因此，有许多美国肿瘤患者，并不愿意一开始就动手术，而是愿意寻找替代疗法（alternative medicine）。笔者自 1993 年开始，在美国部分高校讲学，运用导引、点穴推拿等中医自然疗法，中西医相结合治疗肿瘤，很受美国肿瘤患者的欢迎，也取得了一些满意的疗效。2009 年 10 月 23 日，人民日报（海外版）发表了著名肿瘤专家上海中医药大学博士生导师何裕民教授的文章——《抓住老鼠就是好猫》，该文用铁的事实证明，中医药是治疗癌症的重要手段之一。何教授还强调指出："这医学，那医学，能医治疾病的就是好医学。"他在《别让癌症盯上你》一书中，也重点介绍了有氧运动等自然疗法对防治癌症的重要作用。二十余年来，笔者在美国接治肿瘤患者上千人（每月约 20 ~ 30 人次），由于起初并无预定的科研计划，加之讲学治病的流动性很大，许多病例缺乏详细的治疗记录与统计数据；但在已有记录的 100 余位病例中，病人的感谢信与医院检查结果均可供有关专业人员研究参考。

这些有记录的病例可分为三类：

第一类——美国医院已确诊为癌症，放疗、化疗无效或不愿接受手术的患者。

第二类——美国医院已确诊为良性肿瘤，但患者有其他重病，医院不敢动手术。

第三类——未经美国医院确诊为良性或恶性肿瘤，但患者病情复杂，不愿动手术，医院也无其他治疗办法。

本书针对以上三类不同的肿瘤（癌症）病例，分别介绍中医导引、点穴推拿与中西医相结合防治肿瘤的锻炼与保健方法。

本书引用了较多海内外医学专家的临床经验与科研资料，为节省篇幅，未能一一注明出处，敬希谅解。

姚珍杲 2019 年 9 月于美国费城

E-mail: yzgao1927@126.com

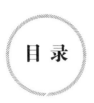

目录

第一部分

不同类型的肿瘤（癌症）采取不同的治疗方法

第一类 美国医院已确诊为癌症，放疗、化疗无效或不愿接受手术的患者

一、治疗方法

以中医导引为主，中西医相结合，辅以适当的锻炼与保健方法。

中医导引可以在人体内产生正气运行，并随意念导引，循经感传到达病所，祛病强身。学者王本显等研究证明："由于穴位兴奋点与病灶兴奋点相互作用的结果，很容易形成两点定向接通，出现气至病所。"他同时指出"大脑是经络中枢所在地"（见《针灸奇穴大全》，胡兴立编著，江苏科学技术出版社，1996年）。

（一）仔细查阅美国医院给患者确诊的病历，通过望、闻、问、切进行辨证处方

一般地说，患者必须在接受治疗前 1 ~ 2 星期，将病历送交笔者进行仔细分析；在第一次治疗时再通过望、闻、问、切给予综合评定，为其选择适当的治疗手段。

（二）教患者学习中医"放松功"，学会调动人体内气运行

"放松功"简单易学，其主要方法是：患者用意念导引全身各器官组织与经络系统充分放松以后，人体内就会产生一种内气流动。这种内气包括先天之气（元气）与后天之气（宗气，氧气与水谷之气等），即人体之正气。笔者曾与美国医学专家共同商讨，英文可称之为"vital energies（生命活性能量）"。这种正气可以循经感传、祛病强身。

在第一次治疗时，首先教会患者学好"放松功"，并充分放透（最好能出现一些内气流动效应，如酸、麻、胀、热感或某部分肌肉出现颤动感……）。以后每次治疗时，可让患者先练习 3 ~ 5 分钟放松功，当身体某一部位

出现某种内气流动效应（如酸或麻……）时，即可举手示意，再帮助患者转入专项意念导引治疗。放松功的种类很多，就治疗肿瘤而言，最适宜练习的是"三线放松功"（见附注）。

意念导引内气运行的具体做法如下：患者仰卧，闭目入静，全身放松，排除杂念，一心准备修炼放松功。

医者立其侧，放松入静，两手掌心在体前相合（手掌互不接触），然后将放松的手掌向两侧慢慢地拉开（约30～50厘米）又合拢，同时双眼巡视门窗外四面八方，默想拉宇宙之正气集于两手掌（勿念劳宫穴，避免所采集之正气与自身丹田或经络之气相混合）。反复拉开又合拢几分钟后，当医者感到有一股正气在牵引两手的开合动作时，即可停止开合动作，分别将两手放下停于身体前侧，并用意念使正气藏于手掌。然后将两手重叠（男左手在下）置于下丹田（肚脐下约3寸），并默念封住自身丹田之气不能外放（这一点非常重要，因为有些人在治病时动用了自身的丹田气，救了病人，伤了自身，甚至短命）。此时，医者即可用口令指引患者修炼三线放松功了。口令如下：

现在，开始修炼放松功，具体做法是：将你的身体划分成左右、体前、体后三条线，用意念（默想）导引，有步骤地依次放松全身各部位。

第一条线——你可以默念：我的头部两侧放松了！颈部两侧放松了！两肩放松了！两上臂放松了！两肘关节放松了！两前臂放松了！两手腕放松了！两手掌放松了（当默念完手掌放松之后，在掌心的劳宫穴反复默念放松三次）。在依次放松每一部位时，可偶尔将某部位的肌肉非常轻微地抽动一下，看其是否真的放松了。

接着，让患者按第一条线的放松方法，依次放松第二条线、第三条线。然后再从第一条线开始，接着放松第二条线、第三条线。可继续放松几个循环。患者在放松的过程中，如身体某一部位出现酸、麻、胀、热、肌肉自然颤动等任何一种感觉时，即可举手示意，术者就可以继续引领患者转入第二步——"专项意念导引治疗"。

附注：三线放松功的路线

具体做法是：将身体分成左右、体前、体后三条线，用意念导引，有步骤地依次放松。

第一条线（左右）：头部两侧→颈部两侧→左右肩部→两上臂→两肘关节→两小臂→两腕关节→两手掌（劳宫穴，

见图1——心包经荥穴，屈指握拳时，当中指尖下是穴，在此穴连续默念三次放松）。

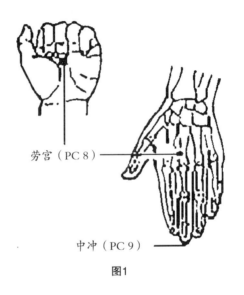

劳宫（PC 8）

中冲（PC 9）

图1

第二条线（前面）：头顶部→面部→颈部→胸部→腹部→两大腿前面→两膝关节→两小腿前面→两踝关节→两脚背→十脚趾（大敦穴，见图2——肝经井穴，在足趾末节外侧，足趾甲角旁约0.1寸，在此穴连续默念三次放松）。

第三条线（后面）：后脑部→后颈部→背部→腰部→两大腿后面→两膝关节→两小腿后面→两踝关节→两脚底（涌泉穴，见图3——肾经井穴，在足底部，卷足时足前部凹陷

处，约当足底第二、第三趾趾缝纹头与足跟连线的前 1/3 与
后 2/3 交点上，在此穴连续默念三次放松）。

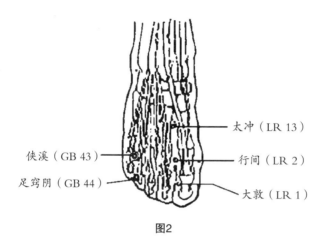

图2

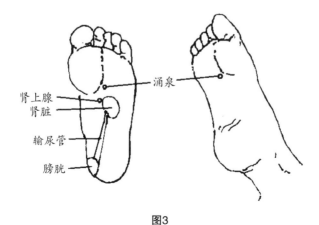

图3

取站式、坐式或卧式都可以。身体及四肢放松入静，双目微闭，呼吸自然。先自上而下默念第一条线的第一个部位（放松）再默念第二个部位（放松）……依次放松完成第一条线以后，接着自上而下，依次放松完成第二条线。最后，自上而下，依次放松完成第三条线。每放松完一条线，在该条线的最后一个常用穴位上，轻轻意守放松三次。三条线都放松完以后，再在下丹田处（肚脐下 1.5 ~ 3 寸的一个区域，人体同身寸示意见图 4）意守 3 ~ 4 分钟，就算完成一个大循环。每次可练两三个（也可多做几个）大循环，收功。收功时从容不迫，慢慢睁开眼睛。

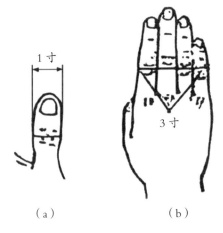

（a）　　　　　（b）

图 4

这里要重点指出：有些中老年人虽然也曾练过"放松功"，但是否能真正掌握其精髓，还很难说。因为"放松"二字很容易理解，但"放松功"却是一门技术，需要认真地练习才能掌握。因此，如真想利用"放松功"来防治肿瘤及各种慢性病，一定要认真学好这门技术。站、坐或躺下，都可以练"放松功"，但初学者最好先躺下练。当练习到一定程度，能真正放松时，全身肌肉好像已失去感觉，与大脑已失去联系，不听指挥，不能随意动弹，你的五脏六腑也都完全放松了。有时候还可能会感到局部肌肉有些颤动或有一股热流通过，这些感受均表明你的气血流动已畅通无阻，人体之正气（生命活性能量）已充分调动起来，已经为祛病强身创造了物质前提。

（三）医患合作，医者运用内气帮助患者将肿瘤化解为病气，并将病气赶出体外

患者在修炼"放松功"的基础上，继续仰卧（两手置于体侧），闭上眼睛入静。医者将已采集宇宙之正气，用意念导入患者体内，并与患者合作，指导患者用意念引领内气包围病所（肿瘤），压缩肿瘤使其分解为极微小的颗粒，继而

散为病气（即所谓"聚则成形，散则成气"）；并用正气将其赶出体外。医者对患者的口令如下：

"现在，你可以默想，将全身已调动之正气汇集起来，包围肿瘤，把它压缩至最小、最小"（医者反复念口令，并与患者反复共同默念将肿瘤包围 5 分钟左右）。接着，继续念口令："现在，你可以继续默想，利用正气，像利用一把快刀一样，将肿瘤剁碎为最小微粒，并使之散为病气，向下沿着两腿经两足散发入地，至少 3 尺以下，越深越好。"医者反复念口令，同时用双手示意（不接触身体）患者将病气由上而下甩散入地（共同反复默念约 20 分钟）。

这就是意念与正气相结合，将有形之物（肿瘤）散为无形之气（病气），并用正气将其赶出体外的最终效果。

（四）结束治疗，布置家庭作业（锻炼与保健方法，选自本书第二部分）

1. 医者用口令指示患者，用正气占领原病所，使病气（邪气）永远不能归复原位，约 3 分钟。

2. 医者指示患者，与医者一道，共同用意念导引各自全身之正气回归下丹田储存，同时用双手重叠（男左手在下，女相反）捂住丹田区约3分钟。

3. 嘱咐患者回家后，按医者教会的意念导引方法，每天自我独立练习2～3次，以巩固疗效。并介绍另一类祛病强身的意念导引方法、有氧运动方法与自我点穴按摩方法（见第二部分，每次治疗结束之后，结合具体治疗情况介绍），以增强患者免疫力，扫除残余肿瘤细胞。

4. 医者外出排除污气。一般地说，医者利用自然界之正气（不引用自身丹田之气）治病，是不会损伤医者自身健康的。但为了排除诊室内各种污气（邪气），医者可外出排除污气2～3分钟。

排除污气的方法如下：

自然站立于一棵大树旁（最好是松柏树），两眼望着太空及大树干，双手由两侧向上举，在深吸大自然正气的同时，两手逐步由头部沿身体两侧下放至足部，默想用大自然之正气，自上而下驱散自身之污气，身体逐步下蹲，并用两手猛向地下甩去，使之入地越深越好。如此反复约2～3分钟。

注：意念导引治肿瘤的方法对医者的要求并不高，医者只要孰谙三线放松功的技术，并学会拉宇宙之正气集于手掌，用意念导入患者体内的方法，就能帮助患者进行自我治疗。

知识链接："意念力"的最新科学研究报道

当前国际上科学家对人的意念力的研究，已取得了令人难以置信的成就，也证明了我国传统医学中"意念导引"是有科学依据的。例如，2011年2月11日，英国《每日邮报》报道，医生将患者手术后的残臂的神经和胸部肌肉连在一起，当他用意念移动胸部肌肉的时候，原来与手臂相连的神经能收到信号，并通过计算机传递给假肢。美国西北大学的科学家宣布，发明了用意念操控假肢，有望在更多的患者中推广。2009年，英国《每日邮报》报道，西班牙萨拉哥萨大学的贾维尔·明戈斯博士发明了一部用人的意念操控的轮椅。2009年，日本本田汽车公司宣布，将大脑与机器人相连接，可用"意念"指挥机器人。德国柏林自由大学教授罗哈斯等人，研究出一种完全可用"意念"操控的汽车，驾驶员无须动手脚就可开车上路。2015年，中国国防科技大学将人脑电波转换成指挥机器人的计算指令，从而实现用人脑直接控制机器人运动。2019年《世界日报》报道，美国卡内基·梅隆大学研究团队联手明尼苏达大学宣布，大脑可控制机械臂对瘫痪病人和运动障碍病人的生活改善起重要作用。未来病人将能利用自己的思想控制机械臂工作……这些惊人的现代科研成果，对我们研究用"意念导引"祛病强身无疑是很有启发和参考作用的。其实，每个人都可以测定自己的意念力，例如，自然站立（离墙壁几米，全身放松），首先，将两手掌合拢，比较一下两手手指的长度，并记住。然后，向前平伸一只手，闭着眼睛，用自己的意念，反复想到中指尽可能向前越伸越长，将要触及墙壁了。1～3分钟后，你就会发现，向前平伸的中指的确变长了。然后，将手放下悬垂，自然放松，反复默念中指越缩越短，1～3分钟后，你会发现中指变短了，简单的实验中蕴含着深奥的科学道理！

科学在发展，人工智能（artificial intelligence，AI）的研究日新月异，智能机器人越造越小，越造越精。2018年9月，《流体物理学》上载文报道，英国科学家从人类精子上得到灵感，设计了一种只有跳蚤般大小的会游泳的机器人，能在人体血管内游动，将病人的药物输送至病灶。笔者认为，如果将意念调动内气与智能机器人相结合，则非药物疗法的防治功能将会更加精准有效。当然，此科研项目比较复杂，来日方长，寄希望于年轻一代的从事中西医结合工作的科研工作者。

二、病案举例

（一）腹股沟淋巴结转移癌

患者是世界银行一位高级官员的家属（法国人，女，时年34岁）。1996年，她的右侧腹股沟患淋巴结转移癌，因不愿动手术，由华盛顿特区坐飞机到科罗拉多州波尔德市请笔者治疗。笔者给予其两星期治疗后，经医院检查证明，患者不药而愈。

病人的感谢信

本人于6个月前被确诊患癌症，经四个半月的化疗，无法治愈，必须动手术，我只好寻求替代医学治疗。两星期前，在刚开始接受姚医师的治疗时，我的腿痛，肿胀，又硬又发麻。现在我已无任何痛感，患处仍有轻度麻木感，肿胀已大大缩减了，变松软了。

当姚医师回来时，我肯定要再请他治疗。

谢谢！！！

×× 签字

1996 年 12 月 27 日

患者感谢信的原文是：

I was diagnosed with cancer 6 months ago, went to 4 and a half months of Kemo, I was told that Kemo did not work, that I had to have surgery. So I looked for alternative ways. I started seeing Dr.Yao 2 weeks ago, at that time, my leg was painful, swollen, and hard, amd numb. Today, I cannot feel the pain anymore. The area is slightly numb, the swelling has considerably diminished, and the area is now soft. I, to will definitely come back to see him when he comes back.

Thank you!!!

×× 12-27-96

附：华盛顿DC××医院检查纪要

（患者经笔者治疗后，再经医院检查结果纪要）

最终病理诊断：

"右侧腹股沟浅层淋巴结"——良性淋巴结组织，伴活性淋巴组织增生与纤维化。

"右侧腹股沟淋巴结"——良性淋巴结组织伴纤维化。

显微镜描述：

第一次切片样品检查显示，是良性淋巴结组织，包括活性组织增生。该处呈现纤维化。经验证无肉芽，无恶性肿瘤迹象。

第二次切片样品检查显示，是良性小片淋巴结组织，该处呈现纤维化，无恶性肿瘤迹象。

医生　××签字

1997年1月6日

笔者注：美国医院一般不允许将病历外借。患者高兴之余，设法将检查结果寄给笔者。

华盛顿 DC×× 医院检查纪要的原文是：

Final pathologic diagnosis:

"Right groin superficial lymph node"- benign lymph node with reactive lymphoid hyperplasia and fibrosis.

"right groin lymph node"-benign lymph node tissue with fibrosis.

Microscopic description:

Examination of sections of the first specimen reveals benign lymph node tissue, which contains reactive lymphoid hyperplasia. Areas of fibrosis are present.

No granulomas are identified. There is no evidence of malignancy.

Examination of sections of the second specimen reveals small fragment of benign lymphoid Tissue. There is fibrosis present. There is no evidence of malignancy.

×× , M.D. 01/06/97

（二）乳腺癌、子宫癌

患者是一位美籍以色列妇女。

1993年9—12月，患者51岁，右侧发现乳腺癌（9cm），手术切除后未进行西医治疗，而是采用的替代医学（alternative healing）疗法。但患者体质虚弱，留有许多后遗症，如长期上背部痛，颈部与胸部长两个棕色斑块，左胸部、臂下麻木……

感谢信摘要：1994年8月，患者在接受12次治疗后，所有后遗症均消失。

原文是：After 12 treatments all problems are gone。

××　1994年8月12日

1996年，患者54岁，又发现两个子宫瘤，因家处小城市，未经医院确诊是良性或恶性（有医生怀疑，可能是转移性癌瘤），经笔者给予6次治疗后痊愈。

感谢信摘要：两子宫瘤，约5厘米大，经6次特殊治疗后，肿瘤已消除。

原文是：2 tumors on uterus, about5cm，after 6 special chinese medicine traditional skill treatments，tumors are gone。

Sep,19,1996 × ×

（三）乳腺癌（新墨西哥州的一位女医生）

1999 年 8 月，患者是新墨西哥州一位女医生（50 岁），胸部右侧患乳腺癌（4 厘米大），9—10 月做了化疗，并准备 11 月份进行手术。因病情复杂，她经主管医生介绍，找到笔者治疗。

11 月 10 日，她由新墨西哥州 Taos 市开车 6 小时到科罗拉多州请笔者治疗。经第一次治疗后，她触摸肿瘤基本消失。经 4 次治疗后，已摸不着肿瘤了，她非常高兴。不料她回家以后，美国主管医生为了"根治"，劝她动了手术，接着又做了几个月的化疗。之后，她感到身体非常虚弱，满头白发，自觉岌岌可危，又来找笔者治疗。当时的情况，笔者只能教她一些专门的锻炼与保健方法（含 2 ~ 3 个专项），作为手术后的康复手段，让她自己在家里练习。之后她一直坚持康复练习，2004 年，她感到身体已恢复很多，再一次来信表示感谢。

附：患者的病历及感谢信摘要

1. 来信预约治疗并介绍病况

亲爱的姚大夫：

谢谢你今晚打电话给我，我要概括地将我的病情告诉你，使你更加清楚一些。

1999 年 8 月，我的右侧乳房做了一次针刺活组织检查，发现该组织有肿瘤，叫作导管癌，亚定型性的位置和侵入性的，生长较慢，一般不扩散或转移至其他部位。然而，我的主管医生认为肿瘤太大（4 厘米）。9—10 月我做了化疗（I.V. 环磷酰胺与阿霉素抗肿瘤液），但我切实感觉到我的身体不能再进行化疗了。我需要在下周一（11 月 17 日）进行乳房切除术。很显然，停止化疗后（根据西医学）将是一个（毁灭性的）时刻……我不了解，中医对此是否有相同的看法。

11 月 10 日，星期三，下午 2:20，我的主管医生 Michael

Wood 已决定将我转请你治疗，你允许我来看你吗？如果你同意帮我治疗，（本周）11 月 10 日，我肯定来，我还想预约 11 月 19 日下午 1:00 再来一次。我将告诉我的主管医生，让他知道我的打算。我认为，那是值得我尊重的事。

你的忠诚的

× ×

1999 年 11 月 8 日

原信：

Thank you for talking to me this evening. I want to summarize my condition for you so that you are clear about it.

In August 1999 I had a needle biopsy of my right breast and the tissue was found to be cancer. The type of cancer was called ductal carcinoma, tubular subtype in situ and invasive. This is a slow–growing cancer type that usually doesn't spread/metastasize to other areas. However, the size of my tumor (4 cm) is large in my doctor's opinion. In September and October I had chemotherapy treatments (I.V. fluids Cytoxan and Adriamycin) and I realized I could not do anymore of that. My breast surgeon now wants to do a mastectomy next week, November 17th. Apparently there is a "window" of time to get the cancer out (according to western medicine) after chemotherapy is stopped. I am not sure that Chinese medicine feels the same way about these things.

Michael Wood has offered to give me his Wednesday, November 10th appointment at 2:20 pm. Would you allow me to see you then? (this week) I will definitely come to see you on Nov. 10th if you agree to seeing me. I would also like to keep the November 19th appointment at 1:00 pm, and I would like to speak to my doctor to let her know what I want to do. I feel that is the respectful thing to do.

Sincerely,

××× November 8, 1999

2. 患者的感谢信

亲爱的姚大夫:

我要从心底里感谢你在丹佛市给予我的几次治疗，你的治疗对我来说是非常特殊的，使我对你产生深厚的爱戴，我将终身感激。我希望所有的医生都能像你一样为患者治病。我永远不会忘记那一段时间，将铭记在心。与你在一起我感到非常安全，我知道我的病已好了许多，因为我切实有一种不同的感受。当我回到家乡（Taos）生活后，我感到我过得很不安心，以致产生许多忧虑。与你在一起，我知道我的病正在治愈；但与美国医生在一起，我没有相同的感受，即使他们中有些医生也是非常仁慈的人。

我向你表示最良好的祝愿，再一次感谢能见到你，我永远不会忘记。我已寄上一个贴有邮票的信封，也附上一个自由使用的照相机。如果你答应的话，能否请你的小孩帮你或你与你的夫人（由你喜欢）照几张相，将照片放在贴邮票的信封里寄回给我，我将崇敬地把你们的照片挂在我的圣坛（Altar）上。

深表爱慕之情

×　×　×

2004 年 10 月 4 日

原信：

Dear master Yao, I want to thank you from the bottom of my heart for the sessions I had with you in Denver. They were so special to me. They were the best part of my life at that time. You gave me so much love in your healing, and I will be forever grateful. I wish all doctors were like you and that they practiced chinese medicine traditional skill healing! I will never forget all those times and will always hold them in my heart. I felt so safe with you and I knew I was getting better, because I could actually feel the difference. After returning to my life in Taos, I felt insecure about my progress and that caused me a lot of anxiety. With you，I knew I was getting healed and didn't have that same feeling with the western doctors, even though some of them were very kind people.

All my best to you and again, I am so grateful I met you. I will never forget. If you would like to respond in any way, I have enclosed a stamped envelope. I have also enclosed a disposable camera. Could you have your son take a few pictures of you by yourself or with your wife, whichever you prefer and send the camera back to me in the enclosed envelope, I would love to have your picture in my altar.

　　With much affection，

× × × October 4, 2004

第二类　美国医院已确诊为良性肿瘤，但患者有其他重病，医院不敢动手术

笔者经临床实践证明，在中西医结合诊断的基础上，运用点穴推拿等中医自然疗法治疗良性肿瘤取得了满意的疗效。例如，采用点穴刺激人体膀胱经的背俞穴为主的方法，治好了脊柱纤维瘤、脊柱囊肿等良性肿瘤。

中医学认为，穴位是人体脑髓、脊髓、脏腑等经络气血通达体表的特定部位，因此刺激体表穴位，必然会沿着经络的循行路线引起体内有关组织功能的变化。中国中医科学院基础研究所刘克等人经过实验证明："所谓穴位，实质上是神经支配密集的易兴奋的皮肤／肌肉——复合体。"（见《针刺研究》2009年第1期）意即刺激某经穴区，必然刺激有关的神经纤维与神经通路。例如，在肺俞穴后面分布有第3胸神经后支的内侧支，深层为第3胸神经外侧支；在肾俞穴后面分布有第1腰神经后支的外侧支，深层为第1腰神经后支的

外侧支；在上髎穴后面，分布有第 1 骶神经后支，等等。如运用手指点刺这些膀胱经的背俞穴，对有关脊神经后支的活性将起到重要调节作用。

一、治疗方法

以中医点穴推拿为主，辅以导引，中西医相结合，进行适当的锻炼。

（一）中西医相结合诊断

中西医相结合，进一步掌握患者的病情与健康状况，选择适当的点穴推拿方法。

（二）点穴推拿步骤

1. 醒脑开窍，疏通头部阳经；醒脑明目，调动全身经络气血运行

预备姿势：患者正坐。

（1）医者立其旁，用一只手的中指置于患者头顶的百会

穴（图5），缓慢地轻揉，顺时针与逆时针方向各36次。

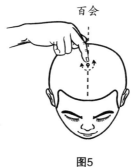

图5

（2）医者立于患者正前方，用双手大拇指指腹由患者的印堂穴向两侧分推，经眉弓推至太阳穴（图6、图7）；由前额中间向两侧分推，经阳白穴推至悬颅穴（图8）；由神庭穴向两侧分推至头维穴（图8），以上三条线各重复推3次。

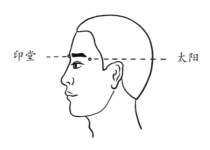

图6

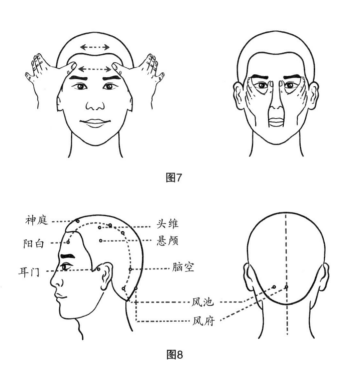

图7

图8

（3）医者立于患者侧前方45度处，将一手手掌放在患者的头顶上，另一手大拇指指腹由患者的头维穴向头后推按至后枕部（图9），反复3次；接着，以一手手掌扶住患者的头顶，另一手大拇指指腹由头维穴推按，经太阳穴至耳门穴，再由耳门穴经太阳穴回到头维穴（图10），反复3次。

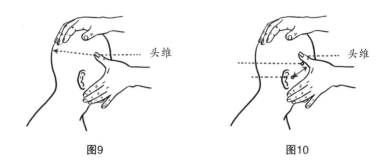

图9   图10

（4）医者立于患者正后方，用双手拇指尖分别按揉患者头部两侧的风池穴（按3次，放松1次，以免影响椎动脉向脑部供血），反复9次。接着，用双手拇指或中指指腹分别由两侧风池穴推按至肩井穴（图11）；并用指尖在肩井穴上重按至患者有酸胀感，共重复3次。

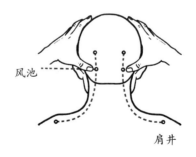

图11

（5）医者立于患者右前侧，用左手拇指尖点揉患者右手的合谷穴、阳溪穴、温溜穴、手三里穴、曲池穴等（图12）。然后，令患者将右手置于左肩上，医者立于患者的左后方，用左手按住患者的右肩，用右手大拇指指腹推按患者右侧的附分、魄户、膏肓、神堂、譩譆、膈关等穴位线路（图13、图14），反复3～5次。然后，医者立于患者的左前侧，再用此法点揉、推按患者左侧相同的穴位线路。

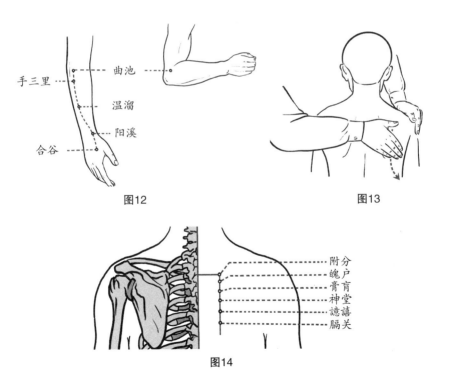

图12

图13

图14

（6）医者立于患者后外侧45度处，一只手展开5个手指，由患者头部前发际，分别靠近头顶的督脉及督脉两旁的膀胱经、胆经等5条经脉线路，抓拿至后发际为止。反复9次（图15、图16）。

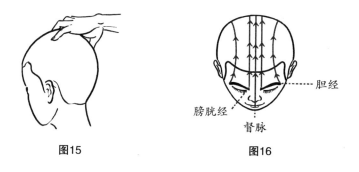

图15　　　　　　　　　　图16

（7）医者立于患者正后方，用双手十指指尖轻轻地轮流弹击患者头部1～2分钟（图17）。

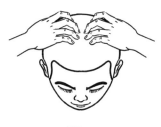

图17

2. 充实肾精，增强脑髓、脊髓功能

预备姿势：患者俯卧，医者立其旁。

（1）医者用一只手掌，横擦患者的肾俞穴→命门穴→肾俞穴，至患者有热感为止（图18）。

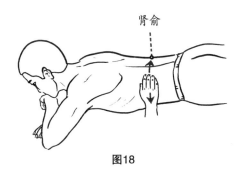

图18

（2）医者用一只手掌，由患者的尾椎部沿脊柱（督脉线）向上推擦（中指在脊柱上，大、小鱼际在脊柱两旁），至第7颈椎为止，直至患者有热感为止。同时，令患者默想，热气沿脊柱（脊髓）上升至脑部（图19、图20）。

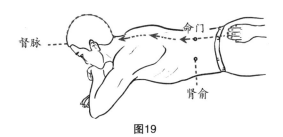

图19

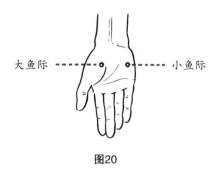

图20

（3）用中指或拇指点揉以下穴位：涌泉、太溪、三阴交、足三里、阴谷（图21、图22、图23），每穴至有酸胀感为止。

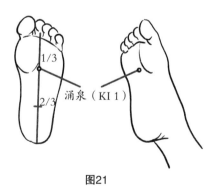

图21

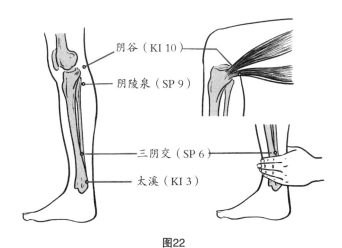

图22

阴谷（KI 10）
阴陵泉（SP 9）
三阴交（SP 6）
太溪（KI 3）

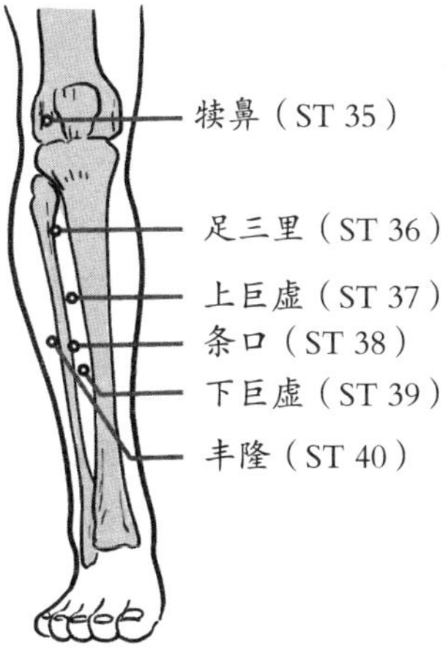

犊鼻（ST 35）
足三里（ST 36）
上巨虚（ST 37）
条口（ST 38）
下巨虚（ST 39）
丰隆（ST 40）

图23

3. 捏脊疗法（图 24）

预备姿势：患者俯卧，医者立其旁。

（1）医者双手拇指在上，食指在下，分别置于患者脊柱两旁，同时捏拿并拧转患者的皮肤（拇指向下拉扯，弯曲的食指桡侧面同时向上推，中指在下，协助食指用力）。由骶椎末端沿脊柱两旁逐一向上移动（每捏拧一次，放松一次；放松时双手向上移动），一直捏拧至第 7 颈椎两旁，反复 3 次。

（2）医者双手食指、中指在上，拇指在下，三指同时相对用力，抓捏并提拿患者的皮肤。由骶椎末端两旁逐一向上移动（每抓提一次，放松一次），一直抓提至第 7 颈椎两旁。反复 3 次。

（3）重复步骤（1）的动作 3 次。

捏脊疗法主要刺激脊柱两旁的膀胱经有关脏腑的背俞穴（多与有关脏腑相近），并能联系督脉直通脑部，这对于增强脏腑功能、调节全身气血与脑部的联系有重要作用，亦是一种舒经活络、活血化瘀的基础疗法。

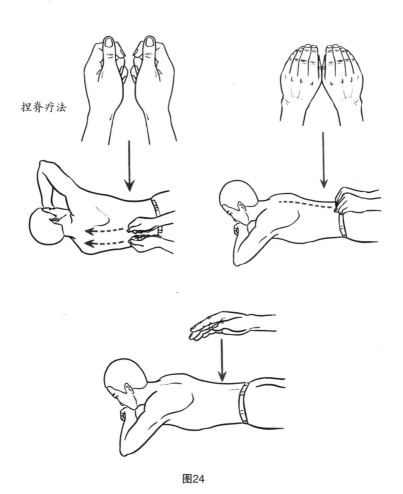

图24

4. 对准病灶（靶点）点穴按揉（图 25）

如前述患者第 5 胸椎与第 11 胸椎有纤维瘤，可以重点在心俞穴（布有第 5 或第 6 胸神经后支内侧皮支，深层为第 5 胸神经后支外侧支）与脾俞穴（布有第 11 胸神经后支内侧皮支，深层为第 11 胸神经后支外侧支）点按，"由于穴位兴奋点与病灶兴奋点相互作用的结果，很容易形成定向接通，出现气至病所"（参见第一类患者治疗方法）。同时，点按脊神经后支有关穴位，对调节脊神经功能，消除脊神经传导障碍肯定是有好处的。

5. 结束治疗

（1）医者以放松的手掌，由上而下，拍打患者背部督脉与两侧膀胱经三条线（图 25）。

（2）布置家庭作业（锻炼与保健方法，见本书第二部分）。

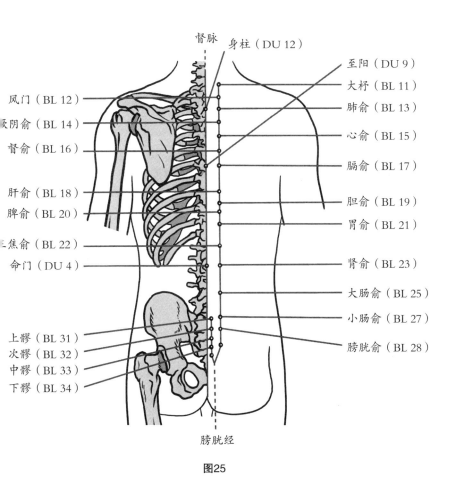

图25

二、病案举例

（一）脊柱囊肿（科罗拉多州斯普林斯市一位女中学校长）

患者的病历与感谢信

1999 年 7 月，我通过核磁共振（MRI）检查发现一处脊柱囊肿以后，即转由姚医师治疗。主管我的治疗的神经病学家说，手术对我来说是非常危险的，建议我通过止痛药来缓解病情。于是我开始找姚医师治疗（共 6 次），在第 3 次治疗时，我的背痛已经缓解。8 月 30 日，当 6 次治疗完毕后，经再次 MRI 检查发现，我的脊柱囊肿已完全消失了。

我对姚医师的评价是，他对人体每个部分都有着渊博的专业知识与特殊应对的中国医术，他是公认的大师，通过他的治疗方式可以增强健康和治疗疾病。

我能得到姚医师的治疗和帮助，感到非常荣幸，我碰上了好运。

×× 签字　1999 年 9 月 15 日

原信：

Subject: Evaluation Of Treatment By Dr. ZhengaoYao

Date: August 9-25 1999

From: × ×

My Referral To Dr. Yao Came After A Cyst In My Spinal Column Was Discovered Through An Mri Done In July Of 1999. The Attending Neurologist Stated That Any Surgical Procedure Was Too Dangerous To Undertake And Suggested Only Pain Medications To Help Me. I Then Began Sessions With Dr. Yao(Six In All) And Had Relief Fron Pain In My Back From The Third Session On. A Second Mri Was Done On August 30, 1999 After All Sessions Were Completed And The Cyst Was Found To Be Entirely Gone From The Spine.

My Estimation Of Dr. Yao Is That He Is Professional And Knowledgable In Every Aspect Of The Human Body And Specially Qualified In Chinese Medicine. He Is A Highly Recognized Master Of Chi Kung And Trained In Strengthening And Healing Of The Body Through That System.

It Has Been My Honor And Good Fortune To Have The Help And Healing Of Such A Rare Person As Dr. Yao.

附：美国 ×× 医院向笔者介绍 ×× 病人检查情况的通知。

胶片借用记录：14-SEP-99

借用者：姚医师　　　　　　电话：（303）399-×××

病人：××

放射科 #：××××××

×× 医院乐于将这些胶片记录借给你，希望你更容易治疗你的病人。

借此胶片必须遵守以下规定：

这些胶片是你的病人的法定的医学记录，所有权是 ×× 医院的。

从开始使用这份借出记录，有责任将上述记录变为病人所需要的记录。

使用这些借出的胶片不能超过 30 天。

这份借出的胶片记录不能给病人，只供医师或医务人员配合医治上述病人。

除上述标明借阅者的名单外，未经 ×× 医院放射科同意，这份胶片不能转给其他人使用。

这份通知的原文是：

FILM LOAN RECORD

14-SEP-99

BORROWER: DR. YAO　　PHONE: (303)399- × × × ×

PATIENT: × ×

RADIOLOGY #: × × × × × ×

Memorial Hospital is happy to loan these records to you, hoping to better facilitate your patient's care.

This loan must be made with the following understanding:

These films are your patient's legal medical record and the property of Memorial Hospital.

By initiating this loan, the accountability for the above records is transferred to the person (s) indicated in the above record.

This loan is made for a period not to exceed 30 days.

This loan is not made to the patient, but to the Physician/ Medical Provider who is issuing medical care to the above patient.

This loan is not transferable to any other person (s) than the borrower listed above without consent from Memorial Hospital, Department of Radiology.

（二）胸椎纤维瘤（得克萨斯州奥斯汀市一位中国籍男性访问学者）

患者的病历及感谢信概要

我的名字叫××，1997年9月开始感到背痛。最初核磁共振检查报告显示我第8-9胸椎椎间盘突出，怀疑第5胸椎与第11胸椎有纤维瘤（见去年11月核磁共振检查报告）。今年5月底，姚医师帮助我治疗6次以后，我的背痛已有很大缓解。新核磁共振检查报告显示，我的胸椎椎间盘突出与脊椎纤维瘤已完全消失了（见1998年6月核磁共振检查报告）。我真正感谢姚医师给予我的治疗。

你的忠诚的

×× 得克萨斯州奥斯汀市

1998年7月31日

原信：

×××

Austin, Texas

July 31, 1998

To Whom It May Concern:

My Name is ×××. I started having back pain in September of 1997. My initial MRI report showed that I had T8-9 disc protrusion and small suspected T5 and T11 vertebral hemangiomas (see my last November MRI report). In late of May this year, Dr. Yao gave me six treatments. After the six treatments, my back pain Got a big relieve. My new MRI report shows that the disc protrusion and the vertebral hemangiomas do not exist any more (see my June of 1998 MRI report). I really appreciate the treatments that Dr. Yao gave to me.

Sincerely,

×××

（三）脊柱纤维瘤（科罗拉多州一位"空姐"）

美国科罗拉多州一位空姐，患脊柱纤维瘤，去遍了丹佛市各大医院，未能治好，停止工作三年。2000 年，由科州大学医院一位麻醉学家介绍，经笔者治愈后重返蓝天。

（四）肠息肉（科罗拉多州一位医疗中心负责人）

科罗拉多州一位著名的整脊疗法医生——丹佛市 × 医疗中心负责人，因 5 次车祸导致心脑血管病变，脊柱与四肢严重受损，消化系统功能紊乱。科州各大医院均不能治愈，特别是肠息肉无法消除。1999 年，患者一边参加笔者的学习班听课，一边接受点穴推拿治疗。经三个月的治疗，在全面治好他的心脑血管病与骨伤病的同时，也消除了他的肠息肉（详见笔者著《心脑血管病的不吃药疗法》）。

由于中老年人患肠息肉者较多，下面简单介绍一下笔者采取中西医相结合治愈肠息肉的方法，患者也可以自我点穴推拿。请试试看！

西医病理学认为，肠息肉是由肠内黏膜覆盖的一个肿物，遗传、炎症、便秘、饮食紊乱等都可能致病。大多数息肉是良性，少数（特别是腺性）息肉可能恶变。消化科专家的临床经验证明，80%以上的结肠癌是由肠息肉转变而来。因此，应尽可能早一点清除肠息肉这个"定时炸弹"。西医最好的治疗方法是手术，但手术费用昂贵，且易复发（复发时治疗难度更大）。

现代免疫学认为，肠息肉与肠黏膜相关淋巴组织有着密切联系，后者是属于人体免疫系统的外周免疫器官，是接受中枢免疫器官（胸腺、骨髓）的调节的。因此，如能增强人体免疫系统功能，就能为防治肠息肉奠定坚实的病理学基础。目前，西医尚无增强人体免疫力的特效药，但笔者的临床经验证明，通过中医自然疗法（点穴推拿导气）增强免疫系统功能，对消除肠息肉是很有帮助的。主要手法如下：

1. 充实肾精，增强骨髓功能。

2. 按摩胸部有关经穴，激活胸腺功能，发挥胸腺对肠黏膜淋巴组织的调节作用。

详见本书第二部分"防治肿瘤（癌症）的自我锻炼与保健方法"图32、图33。

3. 在激活胸腺功能的基础上，按摩腹部有关经穴，激发肠黏膜相关淋巴组织的调治作用。

预备姿势：患者仰卧，医者立其旁。

（1）医者用一手掌（掌心劳宫穴放在任脉上，掌侧的大鱼际、小鱼际放在两侧靠近肾经位置上）由患者下腹部水分穴（任脉，脐上一寸）处，沿任脉线向下推按，经神阙穴、阴交穴、气海穴、石门穴至关元穴。反复 54 ~ 108 次（以上六穴内部均为小肠，见第二部分图 34a）。

（2）医者用一手掌由患者腹部右下方向上推按，顺时针方向，沿升结肠、横结肠、降结肠推至直肠下方。反复 54 ~ 108 次（图 34b）。患有便秘的人，经常采用这种沿顺时针方向推按结肠的方法，不仅能帮助消除便秘，对防治息肉也是很有帮助的。因为粪便粗渣长期刺激肠黏膜上皮，亦可使细胞出现异常增生而形成息肉。

（3）医者用一手掌由患者下腹部左下方沿逆时针方向推按，向上、向右、向下推至小腹部右下方（靠近盲肠）。反复 54 ~ 108 次（在下腹部任脉两旁的肾经，有横骨穴、大赫穴、气穴穴、四满穴、中柱穴、肓俞穴等六穴，内部均为小肠；下腹部肾经两旁的胃经的大巨穴与水道穴，内部亦为小肠）（图 34c）。

由于下腹部的任脉、肾经与胃经线路的部分穴位内部均为小肠，而肠道集合淋巴结是肠道黏膜固有层中的一种无被膜淋巴组织，富含 B 淋巴细胞、巨噬细胞与少量 T 淋巴细胞，对入侵肠道的病原微生物有重要的防治作用。因此，刺激与小肠密切相关的经穴，增强免疫功能，对消除肠息肉肯定是有帮助的（图 32 至图 34）。

近十几年的医学研究证明，人体免疫系统中除细胞免疫和体液免疫方式外，还有另一种免疫方式——黏膜免疫。如胃肠道、皮肤、口腔、呼吸道、阴道和泌尿道等的表面，均为黏膜组织所覆盖，并存在着大量的免疫细胞（如淋巴细胞、巨噬细胞等）。相关研究证明，人体每天产生的免疫球蛋白有 80% 分泌到肠黏膜，以阻止病原菌的黏附和侵入（参见《人民日报》海外版，2006 年 6 月 3 日有关报道）。因此，肠道被认为是人体最大的免疫器官，而中医点穴按摩是激发肠黏膜淋巴组织的重要手段，对防治肠息肉与肿瘤等都有重要作用。

注：免疫系统由免疫组织、免疫器官、免疫细胞及免疫活性分子等组成。免疫球蛋白（immunoglobulin）是一种免疫活性分子，具有抗体活性的动物蛋白，其主要功能是特异性地结合抗原，预防病毒感染，监视体内细胞是否发生突变或恶变，清除损伤和死亡的细胞，维持免疫功能的相对稳定，防止发生自身免疫。

知识链接：中医点穴推拿导气亦可治疗瘫痪、尿失禁等疑难杂症

点穴推拿刺激体表经穴，亦可治好其他疑难杂症。例如，美国科罗拉多州博得市一位中年妇女（39岁），因接受过由第2颈椎至第4胸椎的椎板切除术，脑髓、脊髓严重受损，肢体瘫痪，长期尿失禁，医院泌尿科也久无良策，并认为患者这辈子再不能行走。但经笔者治疗15次以后，患者脱离了轮椅，能健步行走，恢复了工作，尿失禁亦已彻底治愈。博得市立医院向笔者写了感谢信，两位泌尿科医生亲自登门拜访。2011年11月4日，《人民日报》记者喻京英报道，天津市武警总医院李建国主任用脊髓电刺激疗法唤醒了一位植物人，这与中医点穴刺激脊神经治好瘫痪病人是"殊途同归"的，不同的途径，获得了相同的效果。又如，博得市另一位75岁的老妇，年轻时因被一位整脊疗法医生扭伤了腰，患尿失禁20余年。经美国医院的药物、手术等多种方法治疗，均无好转。1996年4月，她找到笔者求治，约一个月左右，彻底治愈。患者在感谢信中写道："亲爱的姚医师！我从内心深处感谢你奇迹般地完全治好了我的病，我很难用语言描述我此刻心理上的安宁与精神上的解脱……"（详见笔者

著《心脑血管病的不吃药疗法》）。由于尿失禁患者较多，笔者于美国高等院校讲学中，应美国医生要求重点介绍了以下中西医相结合治疗尿失禁的方法。

笔者认为，以上病例患尿失禁的主要原因是脊髓外伤，引起骶髓中枢病变，骶神经功能失调，排尿的副交感中枢受到破坏，膀胱感觉失灵，不能控制尿液流动，尿液只能由输尿管流经膀胱直达尿道排出，导致"尿失禁"。人体解剖生理学告诉我们，泌尿器包括肾、输尿管、膀胱、尿道等器官。肾造尿，输尿管输尿，膀胱和尿道贮尿与排尿。它们都属于骶神经支配区。如骶神经遭到破坏，必然影响排尿。据统计，美国尿失禁者约有300万人，西医采用电刺激脊神经的方法也取得一些效果；但美国泌尿科医生认为，中医点穴推拿更经济简便，效果更惊人。笔者采用的点穴推拿手法如下：

1. 补肾培元，增强脑髓、脊髓功能（见本书第二部分"传统保健疗法"）。

2. 患者俯卧，医者立其旁。用一手掌自上而下推擦八髎穴5～10分钟（图35a），至患者感到灼热时为止；再用一手掌在八髎穴上左右横擦5～10分钟（图35b），至患者感到灼热时为止（可以在皮肤上擦一点舒经活络油）。

八髎穴是膀胱经的背俞穴，包括上髎（布有第 1 骶神经后支）、次髎（布有第 2 骶神经后支）、中髎（布有第 3 骶神经后支）、下髎（布有第 4 骶神经后支）。在骶部两旁各有四穴，共八穴，故称为八髎穴，都属于骶神经支配区。因此，在增强脑髓、脊髓功能的基础上，重点推擦八髎穴，直至灼热（越热越好），对增强骶神经活动，调节膀胱的贮尿与排尿功能肯定是很有帮助的。尿失禁患者们，不妨试试看！

第三类　未经美国医院确诊为良性或恶性肿瘤，但患者病情复杂，不愿动手术，医院也无其他治疗办法

一、治疗方法

反复查阅患者的病历，通过望、闻、问、切综合诊断，再选用适宜的导引或点穴推拿方法。

如子宫瘤病案，其主要症状是月经期出血过多，经期出血时间延长，这是子宫癌的主要症状之一，且病情复杂，牵涉全身各组织系统，必须调动全身内气围攻病灶，才能强有力地赶走肿瘤。又如食管裂孔疝病案，美国医生虽然确诊为良性隆肿物，但食道位置险要，动手术太危险，故介绍给笔者治疗。西医病理学认为，此病主要原因是腹内压升高（患者可能肥胖），将胃部向上推挤，导致胃贲门部位与

食道近腹段隆肿，突入胸腔有关。笔者认为，点穴推拿无济于事，只有调动内气导引腹内压下降，才可恢复正常……总之，局部良性肿瘤，用点穴推拿可以治好，如牵涉全身各器官系统功能，则以意念导引，调动全身正气，围攻病灶（靶点），较为可靠。有些严重症状还需要将导引与点穴推拿结合起来。

二、病案举例

（一）子宫瘤

美国佛罗里达州一位女性（38岁）患子宫瘤，月经前期及月经期疼痛剧烈，大量出血难以止住，每次月经期要拖延8～12天，以致严重贫血。虽未经医院确诊是良性或恶性肿瘤，但根据肿瘤专家的临床经验，这些症状都是恶性肿瘤的重要表现。其妇科医生建议她尽快动手术。正在她预约手术日期时，接到妹夫由科罗拉多州来电，建议她先放弃手术至科罗拉多州找笔者治疗，经笔者治疗2星期左右，其月经前与月经期的出血疼痛均已消除，一切恢复正常。

　　由于她在接受治疗过程中的感受在感谢信中写得比较详细，实际反映了"意念导引治肿瘤"的基本情况，对肿瘤患者与专业研究人员有一定的参考价值，亦呈现了美国患者是怎样体验中医文化的，故将她的病历及感谢信全文附后。

患者的病历及感谢信

　　姓名　　××　　1996 年 10 月 20 日

　　约有一年半的时间，我的子宫在月经前有非常难忍的剧痛，主要是因为我患有一个两英寸大的子宫瘤。不但疼痛剧烈，在月经期间流血也非常多，每次月经期都要拖延 8 ~ 12 天。由于这种不正常的流血，我已变为严重的贫血者。最近，我的妇科医生劝我必须尽快动手术，切掉肿瘤，以免流血过多损害健康，最后还可能导致大出血。在我最后电告妇科医生安排手术日期之前，接到我的妹夫由科罗拉多州库利斯登市的特别来电，劝我先不要动手术。他告诉我，在他们市里有一位颇受尊重的中国医生正在运用自然疗法帮他治病。我立即请他找这位中医师为我安排将近两周的治疗时间，我肯定会在 48 小时之内由佛罗里达州飞到科罗拉多州，提前赶到那里接受治疗，对我来说这是一件新鲜事物。

　　我的第一次治疗是令人非常振奋的，我很难描述那种令人难以置信的感觉。我首先要高兴地说，医师的治疗是非常舒服的，他的知识高明，态度仁慈，说话温柔，使人感到非常和蔼友好，我肯定对他的治疗方法将是长期信任的。我满怀着信心！他首先要我进行放松练习（"放松功"），接着做专项治疗。在进行专项治疗的过程中，我感到有股暖流进入我的身体，那是医生的强烈真气灌注到我的身体，帮助我自己的真气进行治疗。有时候，我感到我的身体某部位有些抽动，我相信那是在治疗中由于注意力高度集中引起的。有一点令人难以置信的感觉是，在某一时刻，我感到自己将要流泪，感到有泪水滚滚而下流到我的脸上。在治疗结束时，我感到有一种从未有过的活力，也感到非常幸福，因为我知道这是明显地在治疗过程中医生帮助我获得的。医生告诉我，我的接受能力是很强的。我与医生都感到肿瘤已经消除，已无痛苦了。医生继续帮我治疗两周，每次治疗都如第一次一样很有活力。当离开库利斯登市回家以后，我一定继续坚持我的专项治疗，每天两次，坚持余生，确保再不发生这些肿瘤。

　　在整个治疗结束时，我已深刻地领悟到，在一位很特殊的医生帮助下，我已经自然地治好了病。

谢谢你　医生！

×× 签字

附：治疗前后月经期的感受对比　1996 年 10 月 23 日

治疗前：月经前和月经期，我的子宫瘤区域感觉很痛，触痛，整个月经期拖延 8 ～ 12 天，大量出血，包括大量的黑色污渍血块。

治疗后：经姚医师治疗后，我第一次的感觉是，在月经前和月经期，原子宫瘤区域完全没有疼痛和触痛了，血块也消除了。大量出血与血块只拖延了 3 天，第 4 ～ 5 天是正常的月经血流，也无血块，姚医师运用特殊推拿帮助我减少了出血。

×× 签字

患者的病历及感谢信原文：

Experiencing Special chinese medicine traditional

skill   10/21/96

(Treated by Dr. Yao)

For about one and a half years I have been experiencing some excruciating pain in my uterus previous to my menstrual cycle. This pain was caused by a two-inch around fibroid tumor in my uterus. Not only have I been experiencing pain, I was also encountering excessive bleeding during my menstrual cycle; periods lasting from 8 to 12 days a month. Due to this abnormal bleeding I also became severely anemia. Recently my Gynecologist in Ft. Lauderdale advised me that I needed to have surgery soon to remove this tumor, reason being that the excessive bleeding was not healthy and I could eventually hemorrhage. I would eventually call this doctor to schedule my surgery, until I received a very special call from my Brother-in-law in Crestone, Col. He advised me NOT to have surgery. He spoke to me about a very well respected Chinese doctor who was in town and had been treating his illnesses by natural healing.

I told him to immediately set up sessions for me with this doctor for the following 2 weeks. I believed in this so strongly that within 48 hours, I was flying from Ft. Lauderdale,

Florida to Crestone, Colorado anticipating this form of healing-something completely new to me. My very first session was very exhilarating, an unbelievable feeling almost hard to describe. I would firstly like to say that I felt extremely comfortable with the doctor. He was extremely knowledgeable, very kind, soft spoken and very, very nice. I was sure he would heal me as long as I believed in him and his healing method. I was very confident! He first put me through a relaxation process and from there went on to the chinese medicine traditional skill. As we proceeded I felt a certain warmth entering my body which was the Doctor's strong Qi flowing into my body assisting my genuine Qi do the work of healing. There were times when my body would go into spasms I believe were due to the deep concentration I put into the healing process. It was such an incredible feeling that at one point I felt like I was going to cry- I did feel a few tear drops roll down my face. Upon finishing this session I felt more energized than I have ever felt in my life, as well as extremely happy because I knew then that the treatment had helped dramatically; the Doctor told me I had been very receptive. The Doctor and I then felt for the tumor- there was no tumor and no pain! My treatment was successful! I continued my sessions for the next few weeks with the Doctor- each time feeling as re-energized as the first time. Once I leave Crestone to return home I will continue doing my special chinese medicine traditional skill twice a day for the rest of my life to make sure I never have a recurrence of these tumors. Upon the end of these sessions I am feeling extremely enlightened knowing I have been healed naturally with the help of a very "special" Doctor.

Thank you Doctor!

× × × Signature

Menstrual Cycle Experience before and after treatment 10/23/96

Before treatment:

Previous to my menstrual cycle and during my menstrual cycle I experience a lot of pain and Tenderness in the tumor area of my uterus. My menstrual cycle would last about 8 to 12 days with very heavy bleeding which included dark, heavy blot clots throughout the cycle.

After treatment:

My first experience of my menstrual cycle after treatment with Dr.Yao was that there was absolutely no pain or tenderness before or during my cycle in the tumor-uterus area. The static blood clot was gone. The heavy bleeding with blood clots only lasted three days. On the fourth and fifth day I had only regular blood flow- with no clots. Dr. Yao helped diminish the bleeding by using special chinese medicine traditional skill massage.

× × × Signature

（二）喉结肿块

1996 年 8 月，科罗拉多州丹佛市一位男性，45 岁，经 CT 扫描显示喉结有肿块，已有 4 ~ 5 个月了。他不愿动手术，经笔者一个月的治疗后，肿块已完全消失。

患者感谢信摘要：经一个月的特殊治疗后，我喉结上的肿块已完全消失。

原文是：After one month of special chinese medicine traditional skill treatment, my lump on throat is gone.

×× 签字 10/14/1996

（三）乳腺肿块

1996 年 9 月，科罗拉多州丹佛市一位妇女，54 岁，乳腺右侧有肿块（她的父亲曾患骨髓癌，母亲胸部双侧均患乳腺瘤），未经确诊是良性或恶性。她不愿意动手术，经笔者治疗 5 次后，乳腺肿块已消除。

患者感谢信摘要：我胸部右侧患乳腺肿块，经 5 次特殊治疗后，乳腺肿块已消失。

原文是：I had lump in the right breast. After 5 special chinese medicine traditional skill treatment, the lump was gone.

×× 签字 09/20/96

（四）食管裂孔疝

食管裂孔疝的主要症状之一是食道"隆起"，故有些人称其为"食管瘤"。1999 年 9 月，美国弗吉尼亚州一位女性（时年 70 岁）患食管裂孔疝，由于她年龄太大，又有糖尿病，美国医生不建议动手术，将其介绍给笔者做保守治疗。从现代病理学分析，此病多与身体肥胖、腹内压升高，将胃部向上挤推，通过膈肌后部的孔，使胃的贲门部位与食道近腹段隆起突入胸腔有关。中医可以通过向下导引内气解除腹内压，使食管、胃部的压力松弛下降，隆起的"疝"即可恢复常态。因此，笔者大胆地接受患者的要求，给予其满意的治疗。

患者的感谢信概要

1999 年 9 月 21 日，我在医院做了一次食管显微镜检查，发现一个很大的（斜）裂孔疝。由于我年龄太大，又患有糖尿病，医生不建议动手术。我请姚医生治疗 6 次以后，食管疝处再不痛了，吞咽也没有问题，没有食物粘贴，我感到原食管裂孔疝处很放松了。我的医生说，我感到好了就不要再去做显微镜检查了。

原文是：

On Sept. 21, 1999 I had an Esophageal Scope at Hospital I have a very large, (slanted) Hiatal Hernia. Because of my age and diabetic the doctor did not recommend that I have surgery. I have received six treatments from Dr. Yao and no longer have pain in the esophagus or the Hernia. There is no problem swallowing or any food sticking and I feel relaxed in the area of the esophagus and hernia. My doctor said that if I feel better I will not need to have the scope repeated.

小　结

本部分介绍笔者采取中西医结合，帮助美国人治肿瘤（癌症）的方法的几个特点：

一、运用现代医学检测技术，结合中医望、闻、问、切诊断病情，更加准确可靠

如确诊为恶性肿瘤，对患者全身功能影响较大，用意念调动全身内气（"以意领气"）循经感传（"以意引气"），围攻癌细胞效果较好。当癌细胞随血液游走到哪里，就可以用意念导引内气追击到哪里，予以消除。如第一类病例中的

"腹股沟淋巴结转移癌"，因淋巴结的一项重要功能是"参与淋巴细胞再循环"，所以必须调动全身内气随着淋巴细胞的循环予以消除（西医亦用药物化疗）。否则，老的淋巴结癌被消除之后，新的游走的淋巴癌细胞又钻到淋巴结里面来了。又如第三类病例中的"食管裂孔疝"，虽属良性肿瘤，但位置险要，加之患者有糖尿病，西医不敢动手术，亦无其他有效治疗办法。而从现代病理学分析，此类疝（肿块）一般是因为人体肥胖，腹内压升高，将胃部向上挤推，通过膈肌后面的孔，使胃的贲门与食道的近腹段隆起突入胸腔而形成。因此，帮助患者以意领气导引腹内压降至腿足以下，疝即可消除。这是既简单又无任何副作用的治疗方法。再如有些局部良性"实体瘤"（如第二类病例中的"脊柱囊肿"）对全身影响不是很大，在放松调节整体的基础上，重点运用局部点穴推拿导气，也可将囊肿消除。

二、弥补现代医学治疗手段之不足，学习现代医学高科技诊疗技术

从本部分病案举例来看，大多患者是美国医院难以治愈，或不愿承受现代医疗手段的创伤（副作用）而找笔者治疗的。因此，许多美国医院与医学专家对替代医学（alternative medicine）特别是中医越发相信了。如科罗拉多

州 × 医院直接将患者的病历寄给笔者，供笔者治疗时参考（有些美国医学家认为"医院主动将病历直接寄给院外医生，实属罕见"）。但笔者认为，美国经济基础深厚，科技发达，现代医学技术亦属世界顶尖水平。二十余年来，在共同研究的过程中，笔者也向他们学习了许多宝贵的现代医学知识，提高了中西医结合的现代科技水平。

三、中医点穴推拿与现代医学相结合，也是肿瘤患者一项重要康复手段

如第一类病案举例中的"乳腺癌"患者，在接受第一次治疗后，她发现已摸不着肿块了。但她回家后不久，美国医生为了"根治"，劝她动了手术并进行了几个月的化疗，之后她感到全身乏力，满头白发，岌岌可危，又来找笔者治疗。笔者教予她一系列点穴等康复手段。五年之后，她感觉健康状况大有好转，特来信致谢，并要求笔者将近期的照片寄给她，以资留念。又如，一位以色列妇女，1993 年 51 岁时因患乳腺癌动了手术，后遗症严重。1994 年笔者用中医帮助她康复，并消除了各种后遗症。1996 年，又发现她子宫内有两个肿块（美国医生怀疑是转移性癌瘤），经笔者给予 6次导引治疗后，肿块消散，原有各种后遗症亦全部消除。

总之，笔者在美国运用中西医相结合，找准靶点导气，

循经感传，辨证施治，还仅仅只是开始。临床经验与引用的科学实验数据，也远远不够"大数据"论证的要求，但愿以笔者可靠的实际体会，抛砖引玉，供年轻一代的医学家们参考使用。

知识链接：调动内气循经感传的一些科研论述

气与经络是中医学的基础理论。气在经络通道中循行而产生一种主观感觉，如酸、麻、胀、热、抖动……中医称之为"循经感传"。如通过"导引""针灸""点穴推拿"等有目的地刺激某种经穴，就可能使气沿一定的经络抵达有关"病灶"——中医称之为"气至病所"——而产生祛病强身的功效。

然而，气与经络在人体中是否客观存在？"循经感传"有无规律性？这是中西医结合研究中的一项重要理论课题。长期以来，国内外科研工作者在实验室与临床均已做了许多实验与调查研究，尽管目前还没有大量数据证明气与经络在人体中的解剖踪迹，但已有的科研成果及论述，对气与经络的客观存在是很有参考价值的。例如，20世纪50年代后期，中国"针刺麻醉""电针刺激镇痛"等临床实验，找出了有关中枢神经递质和神经肽的作用，得到国际医学界的认同。1972年，中国20多个省、市、自治区有关单位调查发现，在不同民族、不同年龄、不同性别和不同健康程度的63228人中，约有2/3的人出现"循经感传"现象，并发现感传到达疾病部位时使症状改善的"气至病所"现象。调研同时证明，针刺作用的传导与神经体液有关。一些内联脏腑、外络肢节的研究，也证明了经络的部分物质基础（参见1979年6月1日《光明日报》）。20世纪90年代学者王本显等证明：由于穴位兴奋与病灶兴奋点相互作用的结果，很容易形成两点定向接通，出现"气至病所"（见《针灸奇穴大全》，江苏科学技术出版社，1996年）。

1993年以来，笔者应邀在美国部分高等院校讲学治病，采用的主要手段是中医导引、点穴推拿，即调动人体内气，沿经络通道抵达病所而产生祛病强身的效果。笔者在正常上班时间内每天接治3～5人次，患者均有"循经感传"现象。典型病例经美国有关医院实验检查，疗效显著可靠，得到美国医学界公认。例如，1995年，科罗拉多州博尔德市一位39岁的妇女，因脑脊髓受损，长期瘫痪，各大医院治疗无效。经笔者采用中医导引、点穴推拿治疗15次以后，帮助她彻底扔掉了轮椅、拐杖，恢复了工作。该市市立医院两位医生登门拜访，并邀请笔者参加该市一家医疗协会，市立医院也给笔者写了一封感谢信（详见笔者《心脑血管病的不吃药疗法》一书）。有一次，笔者在科罗拉多中医学院讲学，带学生（大多是医务专业人员或病人）实习时，学生亲眼看见笔者用导引帮助患者调动内气、循经感传的各种主观表现（如热、胀、抖动……），莫不惊叹"中医是令人惊奇的（fabulous）！"

上述沿经络循行之气，中医称之为"经气"。然而，除"经气"之外，人体还有其他多种不同的气（如脏腑之气、水谷之气、呼吸之气……）共同组成人体的"内气"，都是维持人体生命活动的基本物质，是"经气"不同的来源。中医学根据这些"内气"的生成和作用的特点，又分为元气、宗气、营气和卫气四种。简述如下：元气是先天之精所化生之气，藏于肾脏。肾藏精，精生髓，髓通脑，脑为髓之海，肾主骨生髓。肾脏为元气的生产基地，人体的正常生长发育与各器官组织活动，都是在元气的推动下发挥其功能的。元气充实，则免疫力强壮，这是"经气"旺盛的先天物质基础。但元气必须依靠后天之精的滋养，才能在人体发育、成长、延迟衰老过程中尽可能发挥和增强它的功能。这个后天之精主要指的是"宗气"（含营气和卫气）。

宗气由人体吸收自然界的新鲜空气与脾胃化生水谷之精组合而成，滋养和保卫人体各脏腑和组织器官，所以，宗气包含了"营气"和"卫气"。肾脏有了宗气的滋养和保卫，则先天元气和后天宗气组成了人体充实坚强的"内气"。如养生得法，就可能循经感传，发挥它祛病强身的功效。

因此，中医导引、点穴推拿调动内气，也就是调动人体的元气和宗气，循经感传，气至病所，祛病强身。笔者与美国一些医学专家们讨论时，他们认为中医所称的"内气"就是"vital energies"（生命能量）。当内气循经感传，抵达有关组织间隙被细胞摄取后，再在氧化过程中产生热和能，变为人体的"生命能量"。

综上所述，可以看出，气与经络是一种有实无形的物质。如同无线电波一样，通过介质传递，是一种有实质而无形态的动向性网络，只是目前尚不能找到它的精确形态而已。气与经络是中国人民经过几千年长期医学保健实践发现的瑰宝，绝不是少数几个人臆造出来的。著名科学家钱学森早就说过"人体是一个开放的复杂的巨系统"。人体有许多特质与奥妙有待科学家们运用现代高科技去发掘，决不可简单从解剖学上找不到气与经络的踪迹，就否定气与经络的客观存在。

第二部分

防治肿瘤（癌症）的
自我锻炼与保健方法

　　第一部分已经介绍了"中医治肿瘤（癌症）"的方法；为巩固疗效，预防肿瘤的复发，患者在家除了继续复习"中医治肿瘤（癌症）"的方法以外，还必须学习其他防治肿瘤的自我锻炼和保健方法，增强机体的免疫力，因为这才是防治肿瘤的关键。对一般健康的中老年人来说，也应该在生活方式上注意锻炼和保健，让肿瘤无可乘之机。

　　大量的科学实验证明，人体在新陈代谢过程中偶尔会产生极少数的变异细胞（有的人称其为"前癌细胞"或"原癌基因"）。只要人体免疫功能强盛，区区之数的变异细胞并不会变成癌细胞，即使变成了癌细胞也可以被免疫细胞杀灭，或将它赶出体外或控制它处于"休眠状态"，不致影响机体健康。2008 年，美国癌症协会报道，约有 10% 的癌症患者只参加适当的体育活动，未经治疗或接受很少的治疗而自愈。美国医学科学家研究认为，机体免疫系统的和谐是癌症自然消退的主要原因，人体免疫力主要依靠 T 细胞、B 细胞、K 细胞和 NK 细胞对人体自身癌细胞的杀灭作用。美国科学家预言：人类最终消灭癌症，不是靠放疗、化疗，而是靠机体的免疫和谐。

1993 年以来，笔者在部分美国高等院校讲学治病，大多数学生是美国医务界的专业人员，他们的医学知识水平较高，还有少数医学专家、教授。但他们由于专业任务重，压力大，业余学习时间少，对综合复杂的保健防治学科却比较陌生，特别是对以中国传统医学结合现代运动医学的防治方法知之甚少。因此，他们在课堂上兴致颇高，感到特别新奇，学习效果也比较好。笔者追忆，有一次带学生实习，当学生目睹笔者用手指点按在患者头顶百会穴上，将真气导引至患者身体的其他病所（如颈部或手腕等）处，病人即举手指点该病所得"气感"（如酸、麻、胀）时，莫不惊叹中国传统医学是"fabulous"（惊人的）！"powerful"（强有力的）！笔者未曾想到，第二次上课时，中国传统医学班的学生竟由 20 余人增至 50 余人。

患者根据笔者介绍的专项保健锻炼方法，在家里认真练习，疗效也非常显著。

自我锻炼与保健方法的内容非常广泛，下面仅重点介绍一些中西医相结合、增强人体免疫力、疏通经络、防治肿瘤的自我锻炼与保健方法。

一、传统保健方法

1993 年以来，笔者在美国帮助肿瘤病及其他慢性疑难病患者自己练习的中国传统保健方法主要分为两类：一是补肾培元，激活胸腺功能，增强免疫力；二是疏经活络，活血化瘀。

（一）补肾培元，激活胸腺功能，增强免疫力

1. 充实肾精，培补元气

中医学认为，元气（真气）为人体生命物质本源之气，是维持人体各器官系统运行的原动力。由于元气随年龄老化而逐渐衰退，导致机体免疫功能下降，易患各种慢性病（如肿瘤）。因此，防治各种慢性病（如肿瘤）的关键是培补元气，增强机体免疫功能。

元气为先天之精所化生之气（是父母给的），这个"精"

指的就是"肾精"，因为肾藏精，精生髓，脑为髓之海，肾中之精气是元气的根本，但先天之精气还必须有赖后天之精所化生之气（如脾胃化生水谷之气）的不断滋养。因此，在进行补肾培元锻炼的同时，还必须注意合理的饮食与健康的生活方式，以滋养肾精（元气）。

现代生理学业已阐明，人的神经系统是由颅腔中脑髓和椎管中的脊髓组成的中枢神经，以及由脑髓发出的12对脑神经和脊髓发出的31对脊神经组成的周围神经。中枢神经，特别是大脑皮质，统管全身各器官系统的功能活动的协调，保持机体与外界环境之间的平衡。如果脑髓和脊髓健全，机体就能在中枢神经的统一指挥下，发挥正常功能，否则将会出现病态。

现代生理学所讲的脑髓和脊髓（中枢神经）与中医所讲的"肾藏精，精生髓，脑为髓之海"（"海"为百川归聚之所，意即肾髓均聚积于脑，由脑统一指挥）的生理功能基本是一致的。如肾髓健全，元气旺盛，脑髓与脊髓也必然健全，在中枢神经系统的指挥下，机体将发挥正常的活动功能。

中医认为，肾藏精，精生髓，除脑髓、脊髓之外，髓藏骨内，遍及全身的骨骼系统均赖肾髓滋养。因此，中医称

"肾主骨生髓"。如肾精充实，则骨髓生化有源，骨骼发育正常，坚强有力，否则骨骼也会出现病态。现代医学研究还证明，骨髓与胸腺是人体免疫系统中的两个重要的中枢免疫器官（外周免疫器官包括脾脏、淋巴结、黏膜相关淋巴组织、皮肤相关组织等）。骨髓是各类血细胞与免疫细胞发生作用的场所（如能产生抗体的B淋巴细胞就是在骨髓中分化成熟的），也是体液免疫应答发出的场所。因此，中医称"肾主骨生髓"，更重要的还是在于肾精充实，从而增强了免疫功能。

因此，补肾不仅增强了脊髓、脑髓，也增强了骨髓，培补了元气，增强了整个人体的免疫力。

免疫功能是人体的一种生理功能，它一方面识别和清除由人体外面侵入的抗原物质，另一方面排除人体自身所产生的损伤或退化了的细胞或变异细胞（如前癌细胞），并起到修复作用。如免疫功能减弱，则变异细胞可能发生癌变。2013年，美国《时代》杂志载文："诱发癌症的因素主要包括免疫系统失效，病毒或细菌、基因突变等，而提升人体免疫力，是抑止癌细胞生长、防止肿瘤复发和转移的重要手段。"

在采用补肾培元的手段之前，必须明确中医关于"肾"

的概念。"肾"是包括肾脏与肾上腺在内的一个统一体，肾上腺属于人体的内分泌器官，主管人体的应激反应和分解代谢。肾上腺位于肾的上部内侧面，包于肾筋膜内，在解剖上两者如同一体；在生理上两者也有着密切联系（见图 26）。

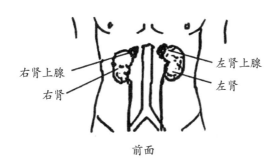

前面

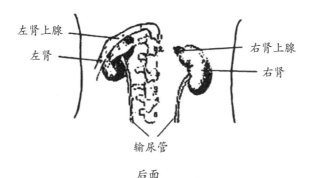

后面

图 26　肾与肾上腺的位置

例如，当肾上腺兴奋时，肾上腺髓质分泌肾上腺素和去甲肾上腺素，可使肾血管收缩，血压升高。中老年人经常性、习惯性高血压的一个重要原因，就是机体连续性应激反应引发的肾上腺髓质激素效应。而血压骤然升高，可诱发脑血管病。肾上腺直接通脑，在大脑的统一指挥下，组成一条肾上腺轴：大脑→下丘脑→垂体前叶→肾上腺皮质激素→肾上腺髓质激素。

原上海第一医学院藏象专题研究组有关肾的研究发现，肾阳虚患者有垂体—肾上腺皮质兴奋性低下现象。中国科学院院士、著名中医专家沈自尹教授（研究肾病的专家）研究证实，肾虚具有特定的物质基础，并将主要调节枢纽定位在下丘脑。这些研究亦已证明，肾与肾上腺是一个不可分割的整体。因此，补肾必须同时注意到肾脏与肾上腺两部分。

2. 几种常用的补肾培元的手段

（1）坐或仰卧，点按以下穴位：

涌泉穴，见图27，属肾经。在足底部，屈足卷趾时，足前部凹陷处。约当足底第2、第3跖趾缝纹头端与足跟连线的前1/3与后2/3交点上。涌泉穴为肾经之井穴（井是指经气犹如泉水初出），点揉涌泉穴，可使肾水上升，补肾益精，增强人体元气。笔者临床经验证实，人中风昏迷时，刺激其涌泉穴，亦有起死回生之效。

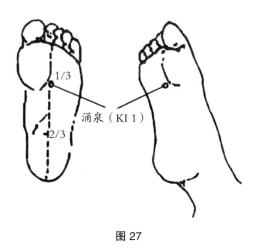

图 27

点按手法：用拇指或中指（食指尖或无名指尖压在中指背上协助用力）点揉，顺时针、逆时针方向各 108 次以上，至足心发热为止。

三阴交穴，见图 28，属脾经。位于小腿内侧，当足内踝高点上 3 寸，胫骨内侧面后缘处。三阴交是足三阴经（足厥阴肝经、足少阴肾经与足太阴脾经）之交会穴，能治疗足三阴经相关病症，有调补肝肾、行气活血与疏通经络的作用。

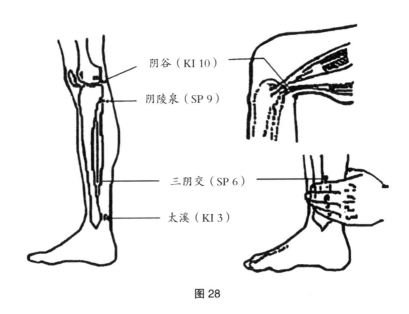

图 28

点按手法：用拇指指腹按揉，顺时针、逆时针方向各 36 次，使之有酸胀感。

阴谷穴，见图 28，属肾经。半屈膝时，在胫骨内髁后方，当半腱肌与半膜肌之间的凹陷中，有调补肝肾、清热利湿的作用。

点按手法：用食指或中指尖点掐约 1 分钟。笔者在治疗瘫痪患者过程中，重刺涌泉穴与阴谷穴时，患腿即有温热感，并能轻轻移动。重刺肾气阴两虚患者的涌泉穴与阴谷穴时，股内侧肾经路线的过敏反应（如疼痛、颤抖现象）即消失，肾部有温热感，头脑清醒。

足三里穴，见图 29，属胃经。取坐位，膝关节半屈曲，将手掌掌心放在膝盖髌骨上，约当中指尖处（小腿外侧，胫骨、腓骨之间）是穴。或在外膝眼（犊鼻穴）直下 3 寸，胫骨前嵴外开约一横指处。足三里穴能健脾和胃，消积化滞，通经活络，扶正培元，可主治中风、癫狂、头痛、眩晕、失眠等脑部病症。动物实验证实，连续针刺足三里 3 ～ 5 天，

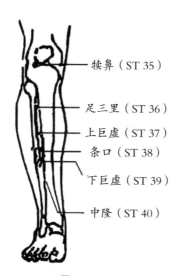

犊鼻（ST 35）

足三里（ST 36）

上巨虚（ST 37）

条口（ST 38）

下巨虚（ST 39）

中隆（ST 40）

图 29

可使肾上腺皮质和肾上腺髓质分泌活动增强，皮质增厚，肾上腺体积增大，重量增加。还从科学实验得知，用补法针刺足三里穴，可使正常人和患者的脉速减慢，血管紧张度降低；而施以泻法则引起脉速加快，血管紧张度升高。针刺正常人和患者的足三里穴，均可明显地抑制冷刺激引起的血管收缩反应。因此，刺激足三里穴可增加血管的弹性，调节人体血压水平，培补元气，对脑血管病也有积极防治作用（参见《针灸学辞典》，上海中医学院编著，1991 年）。

足三里穴还有其他许多健身作用，故一些名老中医称足三里穴与涌泉穴为强壮穴、长寿穴。

点按手法：用拇指尖腹或中指尖腹，先顺时针方向轻揉 36 次，再逆时针方向重揉 36 次，最后顺时针方向轻揉 36 次。反复 2 ~ 3 次。

（2）侧卧。用手掌自上而下推擦肝俞穴，一直推擦至肾俞穴。左右侧轮流推擦，直至皮肤发热，感觉越热越好，时间不限（图 30 ）。

肝俞穴，属膀胱经，见图 30。位于第 9 胸椎棘突下，旁开 1.5 寸处。主要作用是疏肝理气，潜阳息风。

肾俞穴，属膀胱经，见图 30。位于第 2 腰椎棘突下，旁开 1.5 寸处，主要作用是滋阴壮阳，补肾益气。科学实验证明，连续针刺家兔的肝俞穴、肾俞穴、足三里穴与风府穴 5 ~ 7 天后，可使人体皮质下、肝与肾等组织中酶系统活性增强。

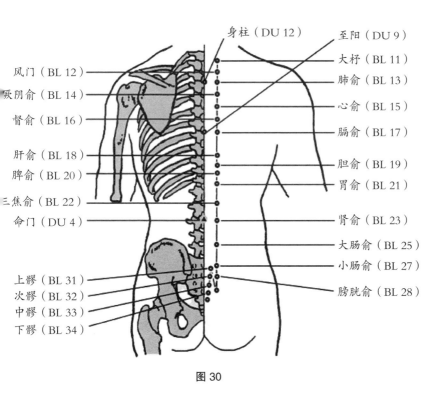

图 30

中医学认为，肝肾同源，故在诊治肝肾的病症时，应该两者兼顾。西医临床研究也发现，一般患有肝囊肿的人，往往也有肾囊肿；反之亦然，这表明肝肾之间有密切联系。

从人体背面观察，肾上腺正处于肝俞穴下方（靠近第11～12胸椎，右侧略低）。

（3）侧卧。以手掌掌心横擦肾俞穴—命门穴—肾俞穴线路。左右侧来回推擦，直至皮肤发热，感觉越热越好，时间不限（见图18、图19）。

命门穴，属督脉，见图30。当第2腰椎棘突下凹陷中。督脉总督一身之阳经，起于小腹内，下出会阴部，沿脊柱内部，经命门穴上至脑后风府穴进入脑内，并有支脉络肾，故督脉"属脑络肾"。命门为人体元气所系之部位，具壮阳益肾、疏经调气的作用。所谓命门之火，即指肾阳。有学者发现，命门穴与肾上腺关系密切，已从肾上腺皮质功能与性腺功能方面进行相关探讨。因此，横擦命门穴与肾俞穴线路，能帮助增强人体免疫力，防治各种慢性病（如肿瘤）。

风府穴，属督脉，见图8。在枕骨和第1颈椎之间，枕外隆凸直下，两侧斜方肌之间凹陷中。风府穴为风邪侵袭之处，故刺激此穴有疏散风邪的作用。

多年来，笔者在治疗慢性疑难病（如瘫痪）患者时体会到，若在横擦肾俞穴→命门穴→肾俞穴线路发热之后，将手掌心（劳宫穴）置于命门穴上片刻，并将手掌中之气用意念导入命门穴，则患者全身有温热感，患肢立即能轻微移动，头脑轻松愉快，有获得"新生"之感。同样，在直擦肝俞穴—肾俞穴线路发热之后，将手掌心（劳宫穴）置于肝俞穴与肾俞穴之间（靠第2腰椎一侧肾俞穴），并用意念将手掌中之气导入肾上腺（见图26）内，患者立即感到有一股温热之气流入患肢，头脑清醒。

笔者每天进行自我点穴按摩，在直擦肝俞穴—肾俞穴线路或横擦肾俞穴—命门穴—肾俞穴线路之后，也经常感到全身温热，气血旺盛。建议中老年人不妨试一试！有些老年人如体弱无力，可以找别人帮助。在掌心涂一些"舒经活络油"进行推擦，发热与导气效果更好。

用意念导气帮助别人治病是比较复杂的，一般可以不用。有修炼基础者，可以试用；但要学会不任意导引自身"丹田"之气，以免消耗元气。如术者体质较强，元气充实，不用意念导气，患者也能自然吸收点穴推拿所产生之气，只是用意念导气的作用更大一些而已。

（4）侧卧。以一只手掌直放在骶骨上，沿骶骨由上而下直擦八髎穴（见图30、图35，八髎穴指上髎、次髎、中髎、下髎，两侧共八穴，均属膀胱经），直至皮肤发热，感觉越热越好，时间不限。

上髎穴——在第1骶后孔凹陷中，当髂后上棘与背正中线之间，距正中线0.8寸。

次髎穴——在第2骶后孔凹陷中，当髂后上棘下缘与督脉的中点处，距正中线0.7寸。

中髎穴——在第3骶后孔凹陷中，距正中线0.6寸。

下髎穴——在第4骶后孔凹陷中，距正中线0.5寸。

八髎穴的主要作用是壮腰补肾，通经活血、化瘀。中老年人如因高血压、动脉硬化而引起下肢冰冷或麻木者，擦热八髎穴有缓解作用，八髎穴对男性前列腺肥大、女性月经失调等病症也有重要调治作用。

（5）强肾拍打功。

预备姿势：左右大开步站立，上体前屈至90度左右（高血压患者不能前屈过大）。

拍打动作：

1）两手指屈曲，以两手背分别有弹性地轮流拍打背部左右侧肝肾部位（见图30）108次以上。

2）以两手掌或手指分别有弹性地轮流拍打左右侧肝肾部位（肝俞穴与肾俞穴之间）108次以上。

3）两手掌重叠，以手掌来回横擦肾俞穴—命门穴—肾俞穴线路，至发热时为止（越热越好），次数不限，以舒适为原则。

4）两手掌轻擦腰背部，放松 1 ~ 2 分钟。

上述充实肾精、培补元气的手段，既可以作为中老年人健康长寿、防治各种慢性病（如肿瘤、糖尿病与心脑血管病等）的一种锻炼方法，也可以帮助患病的朋友缓解病情，请试试看！

如前所述，为使先天之肾髓在后天得到更好的滋养，中老年人与肿瘤患者在进行上述锻炼的同时，还要特别注意合理饮食，坚持正常的生活规律，始终保持乐观轻松的心态。

3. 点按胸部有关经穴，激活胸腺（Thymus）免疫器官功能

胸腺也是人体免疫系统中的一个重要中枢免疫器官（见图 31 ），它对外周免疫器官（如脾脏、淋巴结、黏膜相关组织等）与免疫细胞（如固有免疫的组成细胞、吞噬细胞、嗜酸性粒细胞、嗜碱性粒细胞、T 细胞、B 细胞等）具有重要调节作用。胸腺分泌的胸腺素（Thymosin）能将骨髓淋巴干细胞"训练"成具有杀灭病原微生物的 T 淋巴细胞（T 细胞），即胸腺依赖性细胞（Thymus dependent lymphocyte）。

而 T 细胞能直接杀伤体内的病原微生物、肿瘤细胞与来自体外的异物、病毒，还可指挥 B 细胞分泌大量抗体集中对病原体（抗原）发起进攻。在某些情况下，T 细胞亦有抑制 B 细胞的作用。

如患者胸腺萎缩，胸腺功能减退，则体内 T 细胞大为减少，减弱了对 B 细胞的调节作用。B 细胞就会不按需要产生抗体，不分敌友，胡乱攻击正常细胞，从而产生自身免疫性疾病。

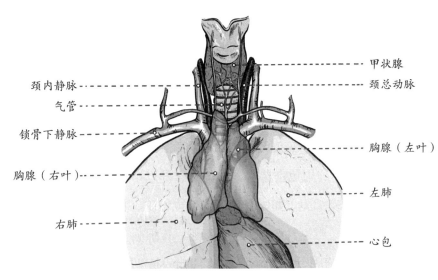

图31 胸腺外形

癌症主要是因自身细胞变异产生的。若自身免疫水平低，则血清中针对自身抗原的水平就低，不能清除已经退变了的自身组织，让"变异细胞"恶变发展成癌瘤。

附注：胸腺位于胸骨柄后面，心脏的后上方（见图32）。胸腺于胚胎期发育成熟，婴儿出生时胸腺重约10～15克，至青年时期可增大至30～35克，以后随年龄逐渐老化而萎缩。老年人的胸腺重量多在10克以下，只有青春期的1/4。有时甚至仅留腺体残迹，导致免疫力明显降低，易患癌症等慢性病。但一些免疫学家研究认为，胸腺随年龄老化而退化，并不表示它没有功能了，如能采取适当的训练与保健方法，中老年人的胸腺功能还是可以被激活的。

4. 点按胸部有关经穴，激活胸腺功能

从近代人体解剖学的研究可以得知，人体胸腺内富含神经末梢，分布在胸腺细胞之间或上皮细胞及巨噬细胞附近。胸腺细胞表面亦有多种神经递质的受体，表明神经对胸腺细胞的发育分化具有调节作用。因此，点刺与胸腺相近的体表穴位，对调节与激活胸腺功能肯定是有帮助的。例如，任脉胸骨段的穴位——璇玑穴正位于胸骨柄中央（后方是胸腺），布有锁骨上神经前支与第1肋间神经前支的内侧皮支；华盖

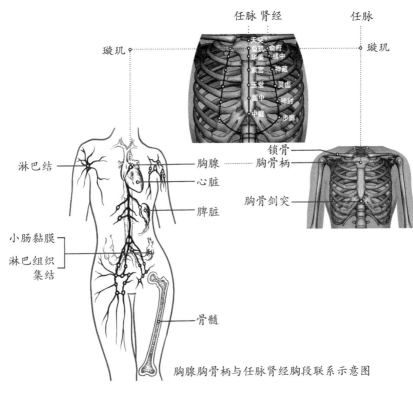

胸腺胸骨柄与任脉肾经胸段联系示意图

图32

穴、紫宫穴、玉堂穴、膻中穴、中庭穴等，均在胸骨体上，分别布有第 1、第 2、第 3、第 4、第 5 肋间神经前支的内侧皮支。在任脉胸骨段两旁（约 2 寸处），亦有与胸腺相近的肾经穴位，分别布有锁骨上神经前支，第 1、第 2、第 3、第 4、第 5 肋间神经（见图 32）。

因此，点刺按摩以上与胸腺相近的经穴（神经）部位，对调节与激活胸腺功能肯定是有帮助的，笔者在美国二十余年治疗肿瘤等疑难杂症的临床经验也证明了这一点。笔者采用的方法如下：

（1）按摩任脉胸骨段及两旁肾经有关穴位（见图 33）。

预备姿势：仰卧。

1）将右手大鱼际置于璇玑穴（胸骨柄，含胸骨两旁的肾经穴）上，顺时针方向推按 54 次，再用左手大鱼际在璇玑穴上逆时针方向推按 54 次。

2）用右手大鱼际由璇玑穴沿任脉（胸骨体，含两旁的肾经穴，见图 34）向下推按至中庭穴（剑突部），反复108 次。

3）用左手大鱼际由中庭穴沿任脉（含肾经）线路向下推按，经神阙穴（肚脐正中）至关元穴（脐下 3 寸），反复54 次。

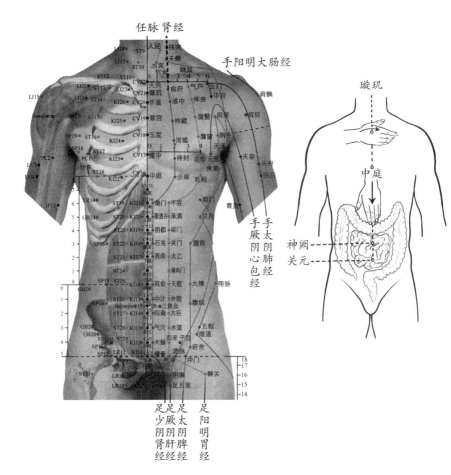

图33

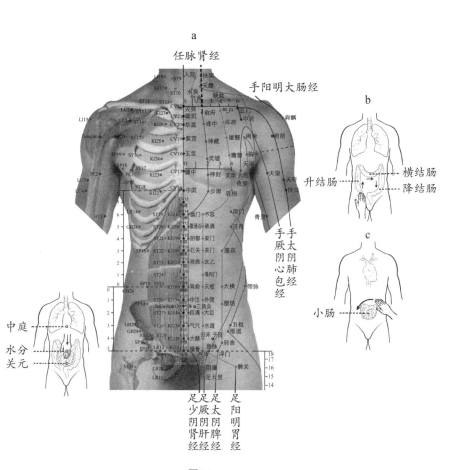

图34

（2）胸背点打功。

预备姿势：原地站立，双脚与肩等宽。

操作：一手在前，用五指尖轻轻点击胸骨前上方的璇玑穴（胸骨柄，见图32），与此同时，另一手在后，用手背掌指关节的突出点（或手指尖），轻轻点击背部脊柱胸椎段（督脉，见图35）上的穴位，使背部有一点刺激相配合即可。前后同时点击为一次，左右手前后交换再点击一次，反复36次。

此"胸背点打功"亦可结合慢速走步进行。

任脉与手足六阴经有密切联系，具有调节全身阴经气血活动的作用，被称为"阴脉之海"；督脉与手足六阳经有密切联系，具有调节全身阳经气血活动的作用，被称为"阳脉之海"。因此，经常点打按摩胸背部的任、督二脉的经穴，不仅能激活胸腺功能，更能帮助胸腺训练出来的T细胞沿着全身经脉气血的流通，输送至外周淋巴器官与淋巴组织，清除体内突变的肿瘤细胞、衰老和死亡的细胞，以及体外侵入的病原体与各种有害物质，增强免疫功能。

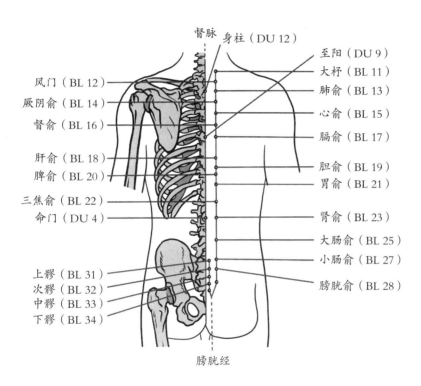

督脉　身柱（DU 12）

至阳（DU 9）

大杼（BL 11）

风门（BL 12）

肺俞（BL 13）

厥阴俞（BL 14）

心俞（BL 15）

督俞（BL 16）

膈俞（BL 17）

肝俞（BL 18）

胆俞（BL 19）

脾俞（BL 20）

胃俞（BL 21）

三焦俞（BL 22）

命门（DU 4）

肾俞（BL 23）

大肠俞（BL 25）

小肠俞（BL 27）

上髎（BL 31）

次髎（BL 32）

膀胱俞（BL 28）

中髎（BL 33）

下髎（BL 34）

膀胱经

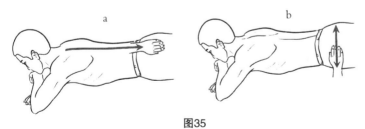

a

b

图35

（二）疏经活络，活血化瘀

1. 疏经活络，赶走肿瘤（癌）细胞

通过上述补肾培元的锻炼，人体元气旺盛，增强了免疫力，为防治肿瘤创造了前提。但是，由于一些原因，某条经络线路可能出现堵塞，以致气滞血瘀，人体变异细胞可能变为癌细胞，某些癌细胞又趁机积聚而成为实体瘤（"聚则成形"）。因此，元气旺盛虽然是防治肿瘤的前提，但只有在全身经络系统畅通的情况下，元气才能顺利地通达各器官组织系统，发挥它的正常运转功能。生活中常见到有些人虽然元气旺盛，体质较强，但由于某条经络线路堵塞，气滞血瘀，也可能在某个部位形成肿瘤；而有些人虽然元气不是很旺盛，体质较弱，但全身经络畅通，气血运行良好，也不一定会得肿瘤。笔者收集了500多位国内外100岁以上老人的保健资料，经查证并非所有的100岁老人历来都是身强力壮之士。有些体弱老人，由于注意健康的生活方式，经常保持经络畅通，气血运行良好，身体虽有些退化性的毛病，也可以带病生存而寿登期颐。因此，在尽可能采取有效手段增强肾功能，延缓元气衰退的同时，还要重视疏通经络，活血化

瘀，不让肿瘤细胞有可乘之机，或在严格控制下，令肿瘤处于"休眠"状态，带瘤生存。这好比有了强大的军队，还要有警察经常巡察各地，确保人民安居乐业。即使有极少数坏人兴风作浪，也只是螳臂当车，无伤大雅。

2.疏经活络的主要方法

下面介绍几种疏经活络、活血化瘀的方法，并在此基础上针对某一器官系统中的病邪（肿瘤），运用中医导引，循经感传，气至病所，使已形成的肿瘤"散则为气"；并将病气赶出体外，或令其处于"休眠"状态。

（1）三线放松功（详见本书第一部分"治疗方法"）。

这里重复介绍放松功的主要目的是，在日常生活中，要随时随地善于利用放松功来保持全身各组织器官与经络系统的气血运行通畅。这不仅有利于 T 淋巴细胞等免疫细胞能随时杀灭"来犯之敌"，亦能保证全身各组织器官始终有充足的血氧供应，增强机体免疫力，对中老年人防治心脑血管病等慢性病也是非常有益的。反过来，心脑血管功能健全，亦能为气血运行通畅、防治肿瘤创造更好的条件。1989 年，笔者在中南大学讲学时，中间安排 10 分钟左右时间教练放松功，在 200 多位听课的中老年人中，由医生随机抽查 8 人的血压变化（练功前后各一次），结果除 1 人无变化（血压本来就正常）以外，其余 7 人的血压都下降 10 ~ 15mmHg，心脏也感到非常舒服。近 20 多年来，笔者在美国部分院校讲学，有些医务人员听众也用"自动血压仪"测量自己练放松功前后的血压，都有不同程度的下降。加拿大一位医生坚持练放松功，来电告知笔者，他已找到了一件"珍宝"（指放松功）。笔者练放松功已数十年，深感放松功对恢复和增强心脑血管功能、防治心脑血管病大有裨益。临睡前，放松功可以帮助入睡；夜间醒来，放松功可以帮助再入梦乡。午睡时间可以练放松功 20 ~ 30 分钟。有时虽然没有入睡，但起床后感到精神很好。其他如体力或智力劳动过累时，歇下来练几分钟放松功，也能很快消除疲劳。数十年来，笔者的冠心病、高血压之所以能不药而愈，长期坚持练放松功是重要原因之一。

（2）十二经脉拍打功，如图 36 所示。

预备姿势：分腿站立，与肩等宽，全身放松。

拍打路线：顺十二经脉路线拍打，即

手三阴经——由胸→肩前→手臂内侧→手。

手三阳经——由手→手背→手臂外侧→头。

足三阳经——由头→背→腿后侧、外侧→足。

足三阴经——由足→腿内侧→腹→胸。

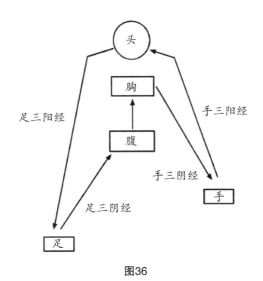

图36

拍打动作：

1）右手掌由左胸开始拍打，经左肩前面、左上臂内侧、左前臂内侧、左手掌至手指。

2）左手翻掌，右手由左手指、手背开始拍打，经左前臂外侧、左上臂外侧、左肩至头部左侧。

3）右手掌由头部左侧开始拍打，至左上背部；与此同时，左手背在左上背部拍打，与右手掌拍打相接（有些人可能右手与左手背不能相接，则可以用意念导气，将右手掌与左手背拍打的气血相接）。

4）右手掌与左手背同时拍打相接后，右手掌则由左胸侧拍打，经左腰侧往大腿前侧、小腿前侧、小腿外侧拍打至足背；当右手掌在左胸侧拍打时，左手背也同时由左上背逐步向下拍打，经腰部拍打至臀部时，左手背翻转为手掌拍打！经大腿后侧、小腿后侧至足外侧。

5）右手停止拍打。左手继续拍打，由左小腿内侧、大腿内侧经左腹至左胸部（回至右手掌开始拍打的部位）。

然后，再用左手掌从右胸部开始拍打身体右侧，拍打的路线与方法和左侧相同（顺十二经脉路线拍打，反复 2 次）。

中医学认为，人体各组成部分之间在生理上相互联系、相互资助、相互制约，病理上相互影响，都是通过经络系统的联络而实现的。十二经脉是经络系统的主体，隶属于十二脏腑，结合其循行手足部位，根据阴阳学说而确定不同的名称。气为血之帅，血为气之母，气血通畅，则瘀血疏散，肿瘤细胞难于停滞。因此，防治肿瘤及心脑血管等慢性病，必须采取有效手段，疏通十二经脉，十二经脉拍打功是疏通十二经脉的有效手段之一。

（3）"捏脊"疗法（见图 24）。

捏脊疗法在本书第一部分有介绍，这里要重点说明的是，捏脊疗法除了作为治疗手段之外，也是疏经活络、活血化瘀的一种重要保健方法，因此，肿瘤患者与中老年人在日常生活中，也可以请亲友帮助，定期进行捏脊按摩。

（4）在全面疏通经络的基础上，对准某一病邪（靶点）进行重点驱散。

当全身经络气血运行通畅，人体正气已充分调动起来之际，患者即可利用这一大好时机，对自身某处病邪重点进行调治，简要方法如下：

正坐或静卧。闭目，全身放松，用一只手掌捂住病邪（如乳腺癌经手术后仍有某种不适感或乳腺增生或其他炎症，等等），用意念（默想）将全身已调动起来之正气集中包围病邪，反复调动包围约3～5分钟。再用意念将病邪化为病气，令其沿有关经脉排出体外（如乳房部位沿心经、肺经、心包经等手三阴经，由胸部手臂内侧至手掌手指尖排出体外；如腰背部位沿胃经、胆经、膀胱经等三阳经，经大腿外后侧至足背足趾尖排出体外；如碰上该部位的经脉由外往内走，则可意念利用互为表里之经脉转为由里向外排出（如在大腿内侧，可由足三阴经转为足三阳经由腿部外后侧经足趾排出体外）（参见图36）。如不太熟悉十二经脉的循行路线，也可简单地以意念将该部位邪气沿躯体或四肢尖端排出体外。

———————— **小 结** ————————

一、大量的科学研究与临床实验证明，中老年人防治以肿瘤为主的慢性病的关键是增强人体免疫力。因此，本部分首先介绍人体免疫力的现代人体解剖学基础。

1. 骨髓是人体各类血细胞与免疫细胞发生的场所（"生产基地"），也是体液免疫应答发出的场所，是人体免疫系统中的中枢免疫器官（外周免疫器官包括脾脏、淋巴结、黏膜相关淋巴组织、皮肤相关组织等）。骨髓充实，就可以产生强有力的免疫功能。

2. 胸腺是人体免疫系统中的另一个中枢免疫器官（"训练基地"），它对外周免疫器官与免疫细胞（如固有免疫的组成细胞、吞噬细胞、T 细胞、B 细胞……）具有重要调节作用，能将骨髓淋巴干细胞"训练"成具有杀灭病原微生物的 T 淋巴细胞（T 细胞），即胸腺依赖型细胞（thymus dependent lymphocyte）。T 细胞能杀灭体内病原微生物、肿瘤细胞及来自体外的病毒，也可指挥 B 细胞分泌大量的抗体集中对病原体（抗原）发起进攻。原卫生部首席健康教育专家徐光炜教授在《肿瘤可防可治》一书中写道："作者曾经用大剂量胸腺素治疗放疗后癌症患者，提高了他们外周血中 T 淋巴细胞尤其是其中有抗癌作用的辅助 T 细胞的比例和数量，证明胸腺素提高了患者的免疫功能。"（人民卫生出版社，2011 年）。笔者多年的临床经验也证明，如帮助患者用中医点穴导气方法激活胸腺功能，自力更生分泌胸腺素，则 T 细胞更能根据需要适量增多，提高杀伤力，增强免疫功能。癌症主要是自身细胞变异之后产生的，如胸腺萎缩，胸腺功能减退，则 T 细胞大量减少，免疫力随之降低，免疫水平低，不能清除已退变了的自身组织，"变异细胞"就可能恶变发展成癌瘤。T 细胞减少，也降低了对 B 细胞的调节作用，B 细胞就不按需要产生抗体，不分敌友，胡乱攻击正常细胞从而产生"自身免疫性疾病"。

二、二十多年来，笔者运用点穴推拿充实骨髓，激活胸腺功能，调动内气，治好了许多美国医院不易治好的疑难杂症患者。治疗的实际效果与医院检测证明，已为美国医学界所公认。美国丹佛市科罗拉多州大学某医院放射科医生，经常跟随笔者听课，并学习点穴推拿治病技术。他告诉笔者："我现在除了治肿瘤以外，也可以像你一样调动'内气'帮助病人治眼疾；在调动内气过程中，患者也可以闭着眼睛看到野外山水美景与马、鹿等动物。"美国哈佛大学医学院副教授珍妮弗·列格白介绍："我是乳腺癌专家，在我治疗的病人中，有 80% 的人在接受化疗的同时，也在使用针灸、推拿等整合疗法。"（见《人民日报》海外版，2017 年 9 月 19 日）。但"内气"（正气）究竟是什么？"内气"循行有什么规律性？还有待医学家运用现代科技进一步去挖掘。有些美国医学家认为，"内气"是"vital energies"（人体生命力）。值得研究的是，现代医学为什么不能调动"内气"治病，而中医点穴推拿却能显效，这是目前说不清、道不明的问题。难怪国内有些医学家在讨论中西医结合的时候，有一条片面而又风趣的结论："西医明明白白让你死去，中医稀里糊涂让你活着。"作者认为，中西医如能很好地结合起来，取长补短，用现代科技去挖掘中医"瑰宝"（以屠呦呦为榜样，通过 40 余年的临床实践与 191 次科学实验，发现青蒿素），就可以做到"中西医都能明明白白让你活着"，点穴推拿亦可为中医走向世界做出更大的贡献。

三、最后必须指出，中医点穴推拿是充实骨髓与激活胸腺功能、增强内气运行、提高免疫力的重要手段。但人体与大自然界及人类社会各界的关系是非常复杂的，还必须配合身心全面训练，改善生活方式，以全面补充后天养身活力，修复已亏损的先天免疫功能。如永葆良好的心态，注意科学的锻炼方法、合理的营养与适当的睡眠，等等。

二、周期性有氧代谢运动疗法

（一）什么是周期性有氧代谢运动

运动项目的种类繁多，如走、跑、跳、打球、举重……要选择对防治肿瘤病最有益的运动项目，适当配合一些其他项目的全面锻炼，才能收到预期的效果。根据笔者数十年来从事运动医学的研究，结合肿瘤专家的临床经验认为，周期性有氧代谢运动是防治肿瘤病最好的运动项目。所谓周期性有氧代谢运动指的是，在运动中，上下肢左右交替，或某一肢体（上肢或下肢）反复进行某一动作，持续一定的时间；并且，在活动中始终保持有氧代谢（不缺氧）供应能量。例如，强度不大的走、跑、骑自行车、游泳、划船、登山、爬楼梯等，都是周期性有氧代谢运动。在保证有氧供应（不喘气）的条件下，使心血管功能保持在一个"稳定状态"，心率与呼吸频率都恒定在一定水平，能稳定不断地增强心血管功能，冲走血液中各种毒素（含各种致癌因素）。周期性有氧代谢运动不像非周期性运动项目，如跳跃、举重等，有时心率虽然很高，但高一阵又马上跌下来；也不像动作变化多端的球类运动，有时十分激烈，有时又站着不动，在相互对抗的情况下，对患者并无稳定柔和的刺激作用。2009 年，美国癌症协会报道，美国的新发癌症患者与死亡率已有下降趋势，专家们认为，最管用的是运动，他们把这一发现列为2009 年十大医学突破之一。美国运动学学会认为，最好的运动处方为慢跑、自行车、游泳等有氧运动（《心脑血管病的不吃药疗法》）。

（二）周期性有氧代谢运动对防治肿瘤的作用

1. 增加机体的白细胞数量，增强免疫功能

运动医学家在运动实验中发现，对心血管功能影响较大的周期性有氧代谢训练（如快走、慢跑、游泳等）可使人体每立方毫米白细胞由一般正常人的 4000 ~ 10000 增加到 34000。运动后又逐渐恢复正常，运动时与运动后人体都感到非常舒服。科研人员还测定，中老年人跑步 10 ~ 15 分钟，白细胞可增加 50%。长期反复这样刺激，白细胞就会适量增多一点，只要有关指标正常，并非炎症，而是免疫力提高的一种表现。苏联科研人员连续 12 年对 120 名跑步运动

员进行跟踪观察，发现世界优秀选手（如奥运会 400 米冠军加夫连科）的白细胞恒定在 7500 ～ 12800 之间，而其他血沉指标正常，红细胞指数良好，完全可以排除病变。医学家测定，每 25 ～ 500 个白细胞，就可以消灭一个癌细胞。美国科学家利用电子显微镜拍摄出巨噬细胞（由 T 细胞接受刺激所释放）攻击癌细胞的镜头，在实验条件下，经过 6 小时，80% 的癌细胞被消灭。2016 年 6 月，《自然》杂志发表了一篇由丹麦、瑞典、美国等国团队共同研究的科学实验成果——运动能直接击杀癌细胞。通过运动，免疫细胞（NK细胞）能更快更高效地进入肿瘤细胞进行扑杀。并证明，即使在健康体质中植入或注射了高风险致癌物，依然可以通过运动避免恶性肿瘤病的发生。英国伦敦大学国王学院研究发现，定期骑行、慢跑、快走或游泳的老年人，胸腺产生的免疫细胞与青年人一样多。如前所述，老年人的胸腺被激活以后，将产生大量的 T 细胞，能直接杀伤体内的病原微生物、肿瘤细胞及来自体外的病毒，也可指挥 B 细胞分泌大量的抗体集中对病原体（抗原）发起进攻。2019 年，英国西英格兰大学的科研人员在《科克伦图书馆》医学刊物上报道，他们研究了 4000 名以上的癌症患者后分析显示，有氧运动能帮助癌症患者消除在长期接受治疗过程中产生的严重副作用

（疲劳感）。美国医学家还发现，每周进行 3 小时以上较大强度运动（如跑步、游泳）的 65 岁以上老人，可使诊断出晚期前列腺癌或死于这种疾病的危险降低 70%。美国约翰·霍普金斯大学研究团队在《癌症》期刊上报道，他们在 1991—2009 年，调查了 5 万人的病历发现，相比心血管健康水平低的人，心血管健康水平高者，患肺癌和直肠癌的风险分别降低 77% 和 61%，患肺癌和直肠癌后的死亡率也分别降低 44% 和 89%。日本一位老寿星，每天跑 6000 米，107 岁去世。医学家对他的尸体解剖后发现，他体内布满了肿瘤，而在他去世以前，从未发现任何症状。医学家们认为，老寿星常年坚持运动，从而抑制了癌细胞的恶性发展，使之处于"休眠状态"。

这里需要特别提醒的是，如果训练量和训练强度过大，就可能将有氧训练变成缺氧训练。当机体长期处于缺氧情况下，血中乳酸堆积过多，白细胞也会减少。笔者多年对运动员的医务监督材料研究发现，当训练量过大时，白细胞可能降至 4000 以下，机体免疫力亦随之降低，如不采取措施进行调整，不但运动成绩上不去，还可能引发各种疾病。即使是优秀运动员，如长期氧债过重而未能得到补偿，免疫力低下后也可患严重疾病。2007 年，湖南省一名退休女中跑运动员（60 岁左右）因患肺癌去世（她的 800 米跑成绩曾打破全国纪录，多次拿过全国冠军，而 800 米以内的比赛距离是以无氧代谢活动占优势的，主要靠乳酸系统无氧糖酵解供能）。据分析，她多年积累的氧债，在退休以后并未能得到有效的调理，才让癌细胞有了可乘之机，其他如游泳、篮球、排球等运动员，也有患癌症者。因此，中老年人特别是中年体力较好的轻度肿瘤病患者更要注意，千万不要凭兴趣训练过度。

2. 保证机体的有氧供应，消除癌细胞赖以生存的"缺氧环境"

病理学认为，癌细胞的生存环境为"缺氧环境"，若给实验中的癌细胞提供足够的氧气，则其生长力会下降，甚至死亡。早在 1931 年，医学家瓦布尔在"呼吸氧气的研究"中发现，癌细胞是因为缺氧而产生的，并因此获得了诺贝尔奖。德国医学家阿肯博士研究发现，若每天获得的氧气比平时多 8 倍，可以预防癌症或延长患者的生命。事实上，在周期性有氧训练（如长跑）中，能使人多吸几倍甚至几十倍的氧。一项长达 8 年对 900 名 40 岁以上坚持运动与不运动的人的调查比较证明，坚持运动者比不运动者患癌率少 90%。

即使只是普通的散步，机体的含氧量也可以适当增加。美国佐治亚大学老年研究中心对 26 名 60 岁以上老人（女 22 人，男 4 人）进行 4 个月的散步后的机体含氧量测定，发现机体含氧量最高可增加 19%。

3. 加快机体血液循环，排除各种有毒物质

体育锻炼可以加快人体内血液循环。例如，一定强度的跑步能使体循环由 21 秒缩短至 6 ~ 8 秒，对血液中的多余物质冲击力很大，使之无法停留。出汗时，也可以排出许多致癌物质（如铅、锶等）。中医认为，患肿瘤的主要原因是气滞血瘀，用药也是以活血化瘀为主。

4. 升高体温，消灭癌细胞

19 世纪，德国医生布什（Busch）在治疗肺炎和丹毒等疾病时发现，患者连续发高烧 1 ~ 2 星期，竟意外治好了癌症。近代日本医生石原结实，在他的著作中也有专题研究介绍，当人体体温达到 39.6 摄氏度以上时，癌细胞就会全部死掉。这些事例说明，癌细胞是怕热的，但医生不能故意采用使病人发高烧的办法来治疗癌症。许多心血管及肿瘤专家认为，适当的运动是提高体温的重要方法（也可配合洗热水

澡、吃温热食物如葱姜蒜等保健方法）。心血管专家认为，心脏只占人体重量的 1/200，但由于其日夜不停地活动，却提供了人体 1/9 的体温，所以心脏不易患癌症。而肌肉占全身体重的 45%，只要运动，就能产生体温的一半。有科学实验证实，当运动时，人体肌肉所产生的热量比安静时增加 10 ~ 15 倍。

5. 减轻肥胖超重，消除致癌诱因

国际医学界均已公认，体力活动特别是周期性有氧代谢运动是减轻肥胖超重的重要手段。美国一所医院在对长期摄取高动物脂肪饮食的海军陆战队员体检时发现，他们的脂肪与普通居民相同。原因是那些军人每天都进行大量的体能训练，脂肪被大量的体力活动代谢掉了。《洛杉矶时报》1988 年报道，美国科学家科林·坎贝尔等对中国人（主要是农村）的饮食进行了 6 年的调查，发现中国人每天摄取的热量比美国人高 20%，但中国人的肥胖却比美国人少得多，除了中国人摄取的脂肪比美国人少（中国人 1.15%，美国人 1.40%）以外，中国人参加体力劳动多，热量消耗大，是一个非常重要的原因。笔者在 20 世纪 60—70 年代，对中长跑运动员的运动医学观察亦已证明，尽管他（她）们经

常食用大量的脂肪和糖类，但始终保持着正常的血脂水平与结实精悍的体型。美国斯坦福大学脂类研究所罗伯特等人通过 13 年的调查发现，长期运动可使高脂血症患者的血清胆固醇下降 7.4%，甘油三酯下降 37.6%，高密度脂蛋白上升 23.3%。科研人员还发现，通过快走或慢跑训练，可使好胆固醇提高 20% ～ 25%；长跑 11 ～ 16 周，可使坏胆固醇降低 8% ～ 12%。江苏肿瘤医院临检中心医师钟山亮等在 2014 年第六期《欧洲流行病学杂志》上发表文章介绍，他们综合了 12 家国际研究机构的 16 项研究数据分析证明，每周快步走 2.5 小时，可有效降低乳腺癌患者总死亡率。

知识链接：肥胖超重诱发癌症的科学依据

2013 年，美国医学会正式认定肥胖为一种疾病。2014 年底，世界著名医学杂志《柳叶刀·肿瘤》上刊载的一篇流行病学调查报告指出，较高的体重指数（BMI，体重千克数除以身高米数平方得出的数字）与 10 种常见癌症风险增加有关。体重指数在正常基础上每增加 5（单位是千克/平方米），子宫肿瘤风险增加 62%，胆囊癌增加 31%，肾癌增加 25%，宫颈癌增加 10%，甲状腺癌和白血病增加 9%。同时还会增加罹患肝癌、结肠癌、卵巢癌和乳腺癌的总体风险。2015 年，英国《每日邮报》刊载了美国哈佛大学研究人员的一项科研数据，未来 10 年内，在英国和美国，肥胖将超过吸烟成为第一大致癌因素。

因此，这里要多介绍一些肥胖致癌的科学知识，希望能引起胖子朋友们的重视。

一般地说，除了遗传基因与某些疾病（如内分泌失调）以外，大多数正常人的肥胖超重，主要是摄取脂肪（甘油三酯）与胆固醇过多所致。而过多的脂肪与胆固醇是癌症的重要诱因。世界癌症研究会在《肿瘤饮食指南》一书指出，高胆固醇饮食可能引发肺癌与胰腺癌；2007 年再版时又强调，脂肪是高热量食物，可导致肥胖超重，增加患癌率。著名医学杂志《柳叶刀》对 524 万英国人记录了体重指数并追踪其肿瘤发生情况，发现 16.7 万人患肿瘤后评估指出，体重指数与肿瘤发生率的升高存在相关性。研究发现，以下十种癌症与肥胖关系最密切：子宫癌、胆囊癌、肾癌、宫颈癌、甲状腺癌、白血病、肝癌、结肠癌、卵巢癌和乳腺癌。美国宾夕法尼亚 Hershey 医学中心专家 Joshua P. Kesterson 在《妇科肿瘤学杂志》发表文章指出，年轻的子宫内膜癌患者，身体都比较肥胖。美国哈佛大学研究者认为，超重不仅会提高病人罹患癌症的风险，还意味着病人的死亡概率会高出很多。他们警告称，受肥胖影响，部分最常见癌症的发病时间提前了 20 年，其中一个例子是肠癌，现在成人通常在 60 多岁时就会发病，而等不到 80 岁。他们指出，除化学疗法和手术外，节制饮食和锻炼应成为癌症的标准疗法。天津医科大学肿瘤研究所副所长孙保存介绍，肥胖引发肾癌的风险是正常人的 1.1 ~ 4.6 倍；而在成年人中，不论男女，如果严重超重，5 年内患胰腺癌的风险将比正常人高 45%。

从营养学角度分析，肥胖超重诱发癌症的主要原因是：肥胖者在饮食上摄取过多的肉蛋类，而大多数肉蛋类含有较多的非金属元素（如磷、硫等），经机体氧化后生成带有阴离子的酸根（如磷酸根、硫酸根等），属酸性食物；但对大多数含有金属元素（如钾、钙、镁、铁等）较多的经体内氧化后生成带阳离子的碱性氧化食物（如蔬果类）却摄取很少，导致体液酸性过高（酸碱度失去平衡），易诱发各种慢性病（如癌症、心脑血管病等）。美国诺贝尔奖获得者雷翁教授说：酸性体质是百病之源；日本东京都立卫生试验所著名医学博士柳泽文，检查了 100 个癌症患者的血液证明，100% 的癌症患者是酸性体质；德国诺贝尔奖获得者 Otto Warburg 认为，缺氧环境使正常细胞癌变，而体液酸性化是导致缺氧的主要因素。除肉蛋类以外，经高温处理后的淀粉类食品也是强酸性食物。2007 年 4 月，瑞典科学家在发表的《丙烯酰胺：食品中的致癌物》论文中指出，淀粉类食品经过 120 摄氏度高温后（如炸薯条、炸土豆片、蛋糕等），其中丙烯酰胺大大超过安全标准，而丙烯酰胺经高温后派生出的氨甲基衍生物呈强酸性。美国与英国的科学家们对这篇论文进行反复实验论证，也得出了相同的结论。

2014 年 11 月，《美国国家地理》杂志刊载的"全球肉类增长需求调查"显示，中国人每天从肉类中摄取的卡路里（热量）总量是 50 年前的 13 ～ 15 倍，高于美国人和英国人。中国农业大学营养与食品安全系副教授范志红研究认为，中国人所摄取的肉量实际上只有美国人的一半，而卡路里却高于美国人的原因是，中国人摄取的肉类中有三分之二是高脂肪的猪肉。中国癌症基金会的科研人员隋晨光在《健康时报》上发表文章介绍，据流行病学调查发现，限制热量摄入可使人们更长寿，对健康人可以预防肿瘤，对肿瘤患者可以延长生存期。有些人吃糖类太多也是非常危险的，不仅热量太高，易于发胖，而且直接为癌细胞提供最喜欢的"食品"。日本名和能治医生在《怎样防治癌症》一书中介绍了一项科研成果：癌细胞分解糖的能力高于血液 20 倍，当血流通过肿瘤时，其中约 57% 的血糖被癌细胞消耗掉。美国约翰·霍普金斯大学与韩国延世大学经过 10 年的研究（调查对象为 130 万名 30 ~ 95 岁的男性和女性），发现血糖水平高的人易罹患并死于各种癌症。男性最多的是胰腺癌，其次为食道癌和大肠癌，女性最多的是肝癌和子宫癌。2016 年，美国权威专家在《自然》杂志上载文指出："糖好比另一种烟草，吃多了如同慢性自杀，长期高糖饮食甚至会短寿 10 年。"

一般地说，人体的呼吸系统、代谢系统、循环系统与消化系统可以自动调节酸碱平衡，短时间内的体液 pH 值（7.35 ~ 7.45）有点偏离，人体是可以自动调节过来的；但如长时期过量摄取酸性食物，使体液高度酸性化，自我调节系统也将失去原有的功能，从而诱发疾病。

这里要特别提醒一下，有些中老年人与癌症患者，为了防治癌症等慢性病，采取全素食的方法也是不对的。因为营养不够全面（如人体某些必需氨基酸与 B_{12} 等营养素在蔬果中很难找到）造成的免疫力降低，也可导致"贫癌"。中国长沙市老年医学研究所朱志明等调查了长沙市 17 例癌症患者，他们的总胆固醇（TC）都低于 160 毫升 / 分升。英国《科通社》的一份医学报告，对 1.5 万名英国人的测试证明，血清胆固醇低者可少患心脏病，但易患癌症。法国国家健康与医学研究院在 2019 年 3 月《阿尔兹海默病》期刊上报道，65 岁以上老人若肉类摄取不足，可能提高患失智症风险。日本厚生劳动省统合医疗情报网也研究指出，人体内缺乏维生素 B_{12} 会增加患阿尔兹海默病风险……这些研究均证明，全食素方法对老年人健康长寿也是非常有害的。

当前，国内外医学界关于"酸性体质"这个名词虽有争论，但中老年人与肿瘤患者的机体已有明显的衰退，为了确保体液酸碱度处于平衡状态，防治肿瘤等慢性病，参考有关科学家的一些实验成果与临床医学家的经验报道，坚持合理饮食，科学运动，促进机体正常代谢，经常保持体液酸碱度平衡，增强机体免疫力，才是防治癌症等慢性病的正确途径。完全没有必要跟着一些"理论家"咬文嚼字，将自己禁锢在文字堆里。

（三）进行有氧代谢运动必须注意科学方法

1. 制订科学的运动量与运动强度

进行有氧代谢运动的主要目的是吸取自然界中的氧气，确保体液酸碱度平衡，消除癌细胞赖以生存的缺氧环境。因此，在运动中，一方面需要达到一定的量和强度，以获得足够的氧气；另一方面，又要防止运动负荷过重而导致缺氧。世界卫生组织（WHO）早就提出，为了提高成年人的运动强度，应摄入体内最大限度吸氧量（即每分钟每千克体重耗氧的毫升值）的70%。日本学者研究认为，中老年人的运动强度以摄入最大吸氧量的57%～78%最为适宜，如超过80%，可能引起缺氧、头晕、心绞痛等不良现象。但测定吸氧量需要一定的人力和物力条件，科学家们又找到了另一个测定方法——测定心率，他们发现，心率可直接反映最大吸氧量的大小。美国运动医学家研究指出，运动时的心率最好不超过最大心率的70%，或不低于最大心率的50%，每周运动3～5次，每次约30分钟（中等强度）。2007年世界癌症基金会与中国癌症基金会也曾联合提议，每天要进行30分钟的中高等强度运动。日本体育科学中心编制了一个"心率与最大吸氧量比例关系表"，很有参考价值。

心率与最大吸氧量比例关系表

年龄	最高心率次／分	最大吸氧量比例						
		40%	50%	60%	70%	80%	90%	100%
35	188	109	122	135	148	148	174	187
40	182	106	118	131	144	144	169	181

续表

年龄	最高心率次 / 分	最大吸氧量比例						
		40%	50%	60%	70%	80%	90%	100%
45	176	102	114	127	139	139	163	175
50	171	99	111	123	135	135	159	170
55	166	96	108	119	131	131	154	166
60	160	93	104	115	126	126	148	160
65	154	89	100	111	122	122	143	154
70	149	97	97	107	118	118	138	149

由于肿瘤患者的病情不同，每个人还得根据自己的体质状况确定适宜的运动量与运动强度。例如，体质较好（如发现肿瘤初期）的中年人（35 ~ 55 岁），快速走或慢跑的强度已达到了最大吸氧量的 70%（心率为 148 ~ 131 次 / 分），则运动 10 分钟即可产生较好的效果，不一定硬要快走或慢跑 30 分钟；如只相当最大吸氧量的 60%（心率为 135 ~ 119 次 / 分），则需走或慢跑 30 分钟。患肿瘤病程较长的 60 岁以上的老年人，走的强度只相当最大吸氧量的 50% ~ 60%（心率 104 ~ 115 次 / 分），可以走 40 ~ 60 分钟。还有些人体重较大，运动中消耗热量较多，运动强度可以降低一些，运动时间则可以延长一些。因此，在进行有氧代谢运动之前，最

好参考"心率与最大吸氧量比例关系表",结合自己的年龄与体质状况,制订出适宜的运动量和运动强度计划。

美国运动医学家提出每周运动 3 ~ 5 次,其主要目的是根据个人身体情况,规定一个弹性变化范围,意即每周最好能运动 5 次,如感到太累了,运动 3 次也可以。一般地说,在进行几次中等强度的运动以后,休整 1 ~ 2 天,可以使人体疲劳得到恢复与补充,达到甚至超过原有的运动能力水平,这就是运动生理学所称的"超量恢复",对防止过度疲劳,增强健康,与进一步提高运动能力都是很有好处的。中年人如因工作实在太忙,每周至少运动 3 次也是有科学根据的。著名生理学家巴甫洛夫早就研究证明,一次较大的体力运动刺激的痕迹最多可保持 72 小时,意即隔 2 ~ 3 天运动一次,身体仍可保持已有运动刺激的痕迹效益,不致完全衰退。这说明每周(7 天)只运动 3 次,仍能维持已获得的运动能力。当然,如无特殊工作干扰,每周能运动 5 次,对提高稳定的运动能力、增强体质会有更大的好处。

但是,如果每周只进行一次大运动量锻炼,其他日子都静止不动,不仅收效甚微,还可能发生运动伤害事故,这种"突击式"的运动方法是非常危险的。《新英格兰杂志》载文报道,"突然进行剧烈运动有发生心肌梗死的危险,而经常进行适当运动有保护心脏的作用"。

　　这里要特别强调，肿瘤患者与中老年人，无论从事哪一项运动，千万不能造成过度疲劳，使有氧代谢运动变成了无氧代谢运动，一旦血乳酸堆积过多，白细胞也会减少，免疫力自然下降，运动适得其反，加重病情将是非常危险的。万一心血来潮，某一次运动量过大了一些，一定要放松几天，让机体恢复过来以后再继续运动。

2. 减肥的科学运动方法

　　常见有些人在运动中大汗淋漓，以期减肥，但运动减肥的效果却并不明显。其主要原因是，他们不懂得减肥的科学运动方法。因此，有必要重点介绍一下周期性有氧代谢运动减肥的科学方法。

　　众所周知，肥胖的主要原因是体内储存脂肪（甘油三酯，TG）过多所致，因此，必须找到降低体内储存脂肪 TG 的科学运动方法。

　　运动生物化学家研究证明，低中等强度的 3000 ~ 5000 米有氧锻炼（如快走或慢跑）是降低 TG 最有效的手段。因为 3000 米以上的低中等强度的快走或慢跑，在肝糖原快要耗尽时，就开始动用储存的脂肪。3000 米以内的低中等强度的慢跑或快走，虽然也是有氧锻炼，但不能动用储脂。还有一项研究显示，3000 ~ 5000 米的中等强度运动，可使人体内的储脂转化为游离脂肪酸进入血液作为能源而消耗掉，未消耗掉的脂肪酸也不再合成为脂肪。有研究发现，每天步行3000 ~ 4000 米，坚持 4 ~ 6 个月后，可使高甘油三酯基本恢复正常。10000 米以上距离的低中等强度的慢跑或快走，虽然能消耗更多的储脂，但肿瘤患者与一般中老年人的体力不能适应，易造成过度疲劳。因此，要想动用人体内的储脂，有效地降低 TG，最好采用 3000 ~ 5000 米的低中等强度的有氧锻炼（如慢跑或快走）。美国科罗拉多州博尔德市一位美籍华人（男，高级工程师，2009 年 80 岁），十几年前因肾癌动过手术，又患有糖尿病，甘油三酯曾高达 300 毫克/分升以上。他每天坚持走 5000 ~ 6000 米，每周到训练中心进行全面身体力量训练 2 ~ 3 次，并配合饮食调整。半年后，甘油三酯恢复到正常水平，现已带病生存二十余年，健康状况仍好。

有人问："每天打高尔夫球，要断断续续走 5000 ~ 6000米，是否可以降低甘油三酯水平？"答案是否定的。因为打高尔夫球虽然也是有氧运动，能消耗体内一些热量，对心血管健康是有益的，但这种断断续续地走（边走边休息）

5000 ~ 6000 米，有如逛一次超市，不能在一个单位时间内将糖原与游离脂肪酸等耗尽而动用储脂，因此，它不是降甘油三酯最有效的手段。纽约一位上市公司总裁（美籍华人，男，现年 50 余岁），打高尔夫球已有十多年，就是不能降低甘油三酯（300 毫克 / 分升以上），即为一例。

当然，患肿瘤多年、体质虚弱、无体育锻炼基础的高甘油三酯患者，也不能一开始就快走或慢跑 3000 ~ 5000 米的距离，要逐步增加负荷量，让身体慢慢适应，以防过度疲劳。最好在主管医生指导下进行锻炼。

为了更好地燃烧体内的脂肪酸，还可适当进行一些轻力量训练。运动生理学研究证明，500 克的肌肉，在静止状态下，每天需要燃烧 35 ~ 50 卡路里的热量，而这种热量主要来自游离的脂肪酸供能。加拿大长期研究脂肪与营养的乌杜博士认为，肌肉发达需要睾酮的辅助，而睾酮的产生又需要适量的脂肪。因而力量训练既长肌肉，也消耗脂肪。力量训练还可以预防血液中的葡萄糖转化为脂肪，因为大部分食物所产生的葡萄糖，在正常情况下有 85% ~ 90% 进入肌肉细胞作为能量使用，或以糖原形式作为直接能量储存在肌肉内，只有 10% ~ 15% 的葡萄糖进入脂肪细胞。因此，肌肉含量越多，对葡萄糖的利用就越多，就会有更少的葡萄糖转化为脂肪。这里顺便提醒一下老年人，人体的肌肉在 35 岁以后就开始流失，60 岁老年人的肌肉含量只有青年人的 2/3。美国科研人员在波士顿地区调研发现，更年期后活动很少的妇女，平均每人每年要减少 500 克肌肉，这也是老年人摔倒后容易致死的重要原因之一。例如，笔者的一位老师（台北技术学院教授），于 20 世纪 90 年代在美国马里兰州住所外出散步时摔倒后致死，时年 86 岁。前几年，笔者的一位老友（湘潭师范学院老师），也是外出散步时不慎摔死的，时年 81 岁。因此，老年人如能适当进行一些轻力量训练，不仅可以减少脂肪，预防癌症等心脑血管慢性病，还可以增强肌肉力量（有研究证明，八九十岁的人通过力量训练还是可以增加肌肉含量的），提高生活质量。

知识链接：老年人在运动中跌倒的救护方法

一般地说，老年人的肌肉与骨关节均严重退化，很容易跌倒。2006 年，美国疾病预防控制中心公布的数据显示：美国每年有 30% 的 65 岁以上老年人出现跌倒，严重影响身心健康。80 岁以上老年人摔倒的年发生率为 80%，其中 5% ~ 10% 可导致骨折。2015 年 9 月 12 日，第 16 个"世界急救日"的主题就是"急救与老龄化人群"。但跌倒的情况比较复杂，除肌肉力量与骨关节退化外，还有其他原因。因此，必须仔细观察跌倒时产生的各种症状，并采取相应的救护措施，或可转危为安。以下几种症状可能危及生命，必须倍加小心。

1. 如老人出现身体任一部位剧烈疼痛，肢体移动困难，很可能发生骨折了。此时不要匆忙扶起，以免造成骨骼错位，或损伤脊柱、脊髓，导致休克。应就地固定，加以保暖，急呼救护车。

2. 如有的老人为心脑血管病患者，由于走或跑步过累、气候寒冷或其他原因（如饱餐或烟酒之后），诱发了心绞痛，其典型症状是胸骨后上方痛，疼痛部位偏左（约手掌大一个区域），或胸骨剑突下方痛，疼痛亦可放射至左肩、左颈、前臂尺骨侧面或小指，或感到胸闷，有压迫感，但并无刺痛或刀割样痛。若老人随身带有硝酸甘油片，可扶他取坐位，置舌下含服，易于吸收（青光眼患者慎服，因硝酸甘油可使眼压升高；血压太低时，脑血管病患者也要慎用）。在服用硝酸甘油片的同时，可帮助老人点按内关穴，配合心平穴、至阳穴（见图37至图39），一般10～30分钟可以缓解。但要特别注意，老人如感到胸前剧痛（或牙痛、咽喉痛，或上

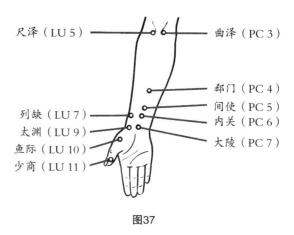

尺泽（LU 5）

曲泽（PC 3）

郄门（PC 4）

间使（PC 5）

列缺（LU 7）

内关（PC 6）

太渊（LU 9）

大陵（PC 7）

鱼际（LU 10）

少商（LU 11）

图37

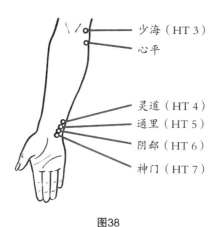

少海（HT 3）

心平

灵道（HT 4）

通里（HT 5）

阴郄（HT 6）

神门（HT 7）

图38

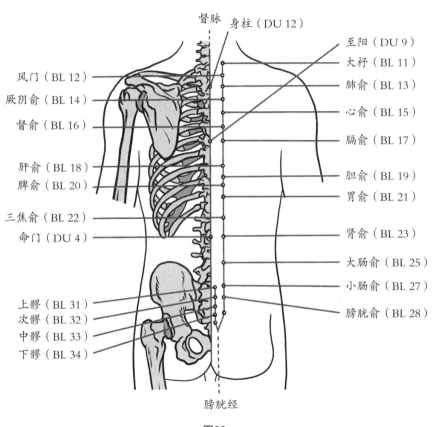

图39

腹痛，或下腹、腰、腿痛），并有恐惧感、濒死感，面色苍白，出冷汗，甚至出现严重心律失常，含硝酸甘油片 1～2 次仍不能缓解，很可能已发展为心肌梗死了。在急呼救护车的同时，可继续采用上述点穴方法，以帮助缓解。有条件者可帮助老人吸氧，服镇静剂。请记住！"时间就是生命。"心血管专家的临床经验证明，如在发病一小时内能疏通被堵塞的冠状动脉，使心肌重新获得血液滋养，则心肌梗死预后良好；如超过一小时，则心肌坏死，将造成致死或致残的后果。因此要千方百计送老人至就近医院抢救。据统计，约有40% 的心肌梗死患者是在送医院之前死亡的。

3. 如老人感到头晕、头痛，肢体麻木，软弱无力，或肌肉痉挛跳动，语言不清，视物不明……都可能是脑中风的症状。特别是出现剧烈头痛（且固定在某一部位），恶心呕吐，心动过缓，呼吸深慢，鼾声大作，眼底出血，出虚汗时，很可能是脑出血（出血性中风）了。在急呼救护车的同时，要特别注意以下几点：

（1）保持安静，不要搬动老人，以免再度出血；上体可垫高 15 度左右，头部可放置冰带，利于止血；

（2）解开衣领，保持呼吸畅通；

（3）取下假牙，以免坠入食道或气管；

（4）对呕吐者，要保持侧卧位，让呕吐物流出；

（5）有条件者可以吸氧；

（6）如久等救护车未到，可找 2～3 个人帮忙，一起抬动（一人扶起头肩部，1～2 人抬起腰臀部，另一人托起双腿）老人，平放在担架上（上下楼梯时也要保持头部及上体略高 15 度左右），送至最近医院。

请记住！人脑的重量虽只占体重 2%，但耗氧量却占全身 20%。如脑血流中断 30 秒，脑神经细胞就要受损；如脑血流量中断 30 分钟，可能丧失大部分脑神经功能；如缺血 3 小时，脑细胞就能出现不可逆的变化，导致死亡或致残的后果。

4. 如跌倒老人是一位糖尿病患者，有可能在运动中出现低血糖反应。一般症状是心慌，多汗，发抖，疲乏无力，或思睡，头痛头昏，视物模糊，或头脑不清，甚至昏迷。如老人能吞咽，可用 50 克左右的红糖或白糖，用温开水融化后喂食，也可将葡萄糖粉或白糖、红糖放入老人口中，使其慢慢含化吞下。但对已昏迷者要避免喂食，以免食物误入气管引起呛咳，或诱发肺炎。如有条件，可注射 50% 葡萄糖 40～100 毫升以上。对昏迷患者应立即送医院抢救。原北京医科大学内分泌科毛腾淑教授的临床经验，如低血糖昏迷 6

小时以上，可引起大脑细胞损害，很难恢复；即使清醒后也可能引起瘫痪或精神异常等后遗症。但要注意，有些老年糖尿病患者如不是在运动中晕倒，有可能刚好相反，是血糖急剧升高引起的（如自动停药、减少药物剂量、服甜食过多、呕吐、腹泻、创伤、感染等原因）；也可能是高血压合并糖尿病患者，使用降压药剂量过大引起血压过低造成的。此时就不能采用"低血糖反应"的救护方法，最好测量一下血糖，或迅速请医生帮助解决。

5. 有些跌倒现象似乎"不太紧要"，例如"小中风"、眩晕症（由于椎 - 基底动脉供血不足而引起小脑共济失调或前庭系统功能缺损失去平衡）等。还有些老人长期服用安眠药，也会在白天发生晕倒现象，如笔者的哥哥在 70～80 岁以后，依靠安眠药睡觉（有时每晚 2～3 粒），经常发生跌倒现象，最后一次跌倒因未能及时去医院诊治，在家里长眠而终。因此，对这一类似乎"不太紧要"的跌倒症状，最好也能及时去医院诊治一下，以防后患。

轻力量训练的内容很多，例如以下训练：

（1）以轻器械（如哑铃、实心球等）的全身力量练习为主，适当配合一些轻微的静力半蹲（如中国武术站桩式），以增加肌肉的横断面（增粗肌肉）。每周 2 ~ 3 次。中老年人，特别是心脑血管病患者，千万不能进行大力量（如重杠铃）练习，避免损伤心脑血管功能。

（2）太极拳爱好者，尽可能慢慢采用"低架势"（膝关节弯曲较大），以增强腿部力量。

（3）体质较强且无心脑血管病等严重慢性病者，可以进行一些上坡（坡度 10 度以内）的走或慢跑或爬楼梯的腿部力量训练，但中老年人要注意预防膝关节与心血管负担过重，特别是在下坡或下楼梯时，动作要缓慢，以防重力加速度导致下肢关节负担过重。

轻力量训练还可以帮助增加肌肉的弹性，反复收缩与放松相交替，可挤压肌肉中小动脉的血液回流心脏，延迟腿部力量的衰退，也可增加下肢各关节的稳定性，预防"人老腿先老"的通病。

选择适当的锻炼时间，可增加降低甘油三酯的效果。美国达拉斯健美运动中心研究认为，降甘油三酯的锻炼时间，最好安排在饭前 1 ~ 2 小时，因此时无新的食物（脂肪酸等）进入人体内的脂肪细胞。如果在饭后 1 ~ 2 小时锻炼，则消耗的热能可能来自新进入体内的脂肪酸等食物，不能触动人体原有的储脂。日本京都大学科研人员津田瑾辅等人研究发现，人体在饥饿状态下进行锻炼，体内原有脂肪酸进入血液，锻炼能有效消耗脂肪。而餐后血脂、血糖升高，脂肪酸进入脂肪组织储存，脂肪代谢是合成大于分解的，此时锻炼不易消耗脂肪酸。

轻度的糖尿病患者，不能空腹时进行太多锻炼，也可随身带一些糖类食品，如巧克力等，以防出现低血糖事故。糖尿病患者在餐后或用药后 1 小时左右进行锻炼比较适宜，病情严重者必须在主治医生指导下进行康复锻炼。

3. 在进行中等强度以上的运动前后，要安排准备活动与整理活动

一般的溜达散步或外出购物可以不做准备活动，但如有计划地进行中等强度以上的运动（如快走 2000 ~ 3000 米），就应该安排准备活动（美国医生习惯称为 "warm up"），主要是让内脏器官逐步跟上运动器官的活动，避免一开始就出现"极点"现象（指在运动中由于自主神经系统的惰性，内脏器官功能跟不上运动器官活动而造成缺氧现象，主要表现为心跳骤然加速、呼吸困难、胸闷、四肢无力、不想运动等）。同时，让身体发热，增加有关肌肉韧带的弹性，可以预防运动中的各种伤痛现象。准备活动的顺序大致是：小步

慢跑几分钟，待身体发热以后，再进行全面徒手体操，接着缓慢拉伸一下有关部位（特别是腿部后面）的肌肉韧带就可以了。

整理活动（美国医生习惯称为"cool down"），主要是使下肢的血液继续受到肌肉活动的挤压作用，更好地回流心脏慢慢冷静下来，以免突然停止不动，使血液过多地留在下肢而减少心脏的排血量，甚至造成运动性晕厥（由于重力——地心引力的作用，腿部肌肉的血管中滞积了大量的血液而使回心血量减少，导致大脑暂时缺血而产生休克，医学上称之为"重力休克"）。此时应立即头低脚高平卧，使血液流向头部，晕厥即可解除。美国医生库帕曾介绍过这样一个病例：一个47岁的男子，坚持3个月的跑步锻炼，一切感觉良好，但在一次严寒季节的跑步结束后，他马上钻进汽车里取暖。由于腿部集中的血液不能迅速回流心脏，加上汽车里的暖气使身体外部血管扩张，导致心脏与大脑更加缺血，在很短的时间内他扶着方向盘死去了，尸检也查不出原因。因此，在进行中等（70%）以上强度的运动以后，必须做一下整理活动。

整理活动的内容，一般是继续慢走或小跑几分钟，再做一些伸展体操，使肌肉充分放松，再做几次深呼吸，至心跳、呼吸平稳时为止。一般 5 ~ 10 分钟即可。必须指出，有些人在整理活动中过多地做深呼吸并无好处，因为科研证明，二氧化碳过多地从血管中排出，会使血管变窄，反而给机体组织输送的氧气更少了。在整理活动中，最好能测定一下心率变化（可以摸桡动脉的搏动，因此时心搏量已减少，颈、胸部的搏动已不很清楚了）。刚结束（不超过 10 秒钟）中等强度运动时即测一次，肿瘤病人与一般中老年人的心率如超过 150 次 / 分，显然当天的运动负荷量太大了；在休息 5 分钟后，如心率仍保持在 120 次 / 分，不管是哪一类肿瘤病人或其他慢性病患者或中老年人，即使无异常感觉，都表明当时的心脏负担过重了一些，第二天要减轻运动负荷。在结束中等强度运动后 10 分钟，如心率降至 100 次 / 分以下，说明运动负荷量合适。如条件许可，还可在锻炼结束即刻量一下血压。舒张压降低是一种好现象，但收缩压降低 20mmHg 以上，也说明负荷量太重，下一次必须减轻。还可以在第二天晨醒时量一次心率，如每分钟超过或少于平常的心率 6 ~ 10 次，都提示昨天的锻炼有些过度，必须待心率恢复正常以后，才能按计划继续锻炼。

有关周期性有氧代谢运动负荷量的测定，请详见笔者著《心脑血管病的不吃药疗法》一书。

4. 检查身体

为保证健康顺利地进行有氧代谢运动，在运动以前，一定要认真进行身体检查，再根据自己的健康状况，征求主管医生的意见，制订适合个人特点的锻炼计划。有些肿瘤患者或中老年人若有多种慢性病（如心脑血管病或糖尿病，等等），更需要与医生进行全面综合分析，制订一个科学的锻炼计划。千万不能凭兴趣任意安排一些活动，不但收效甚微，还可能出现一些伤害事故。有些人虽然能每天坚持跑步锻炼，但由于不重视运动以前的身体检查，在跑步中也出了伤害事故。20世纪90年代，美国跑步名将费克斯，30多岁时因体弱肥胖，下决心戒烟，跑步减肥，取得了显著的成效，他写的《跑步全书》畅销美国。但因忽视了自己的先天性心脏病，从不去医院检查，一味相信跑步万能，孰料52岁时在一次跑步中猝死。2014年10月30日，《中国健康时报》报道，9月20日，48岁的北京同仁医院神经内科路阳医生在参加北京国际山地徒步大会时晕倒，送医院抢救无效死亡。这些严重的运动伤害事故，大家应引以为戒。还要特别注意，有些人过去身体健康，亦能坚持经常运动，但并非现在就没有潜在的慢性病问题。美国前总统小布什（George

Walker Bush），数十年并无心脏病史且身体健壮，喜爱有氧代谢运动，孰料在 2013 年 8 月 5 日（67 岁）的一次体检（exercise stress test，运动负荷试验）中，发现心脏一支冠状动脉竟堵塞了 95%！当即经医生肯尼斯·库珀博士手术后，又逐步恢复了健康，至 70 岁时，每周仍能跑步 4 ~ 5 天，进行力量练习 2 次（每次可将 185 磅的杠铃连续推举 5 次）。所以，中老年人一定要每年体检，肿瘤患者及较复杂的慢性病患者，必要时在 3 ~ 6 个月内，还得重点检查某些器官功能；并根据当时的健康状况，在主管医生的指导下及时修改运动计划。

三、身心全面训练

2011 年，世界癌症基金会发布的最新预防数据报告认为，中国每年有 62 万例癌症患者，可以"通过以步代车、身体放松、愉悦心情得到有效预防"。意即预防癌症，在进行走步运动的同时，还要注意身体放松，保持一个乐观的心态。

传统保健疗法与周期性有氧代谢运动对防治肿瘤、心脑血管等慢性病虽有重要作用，但如能定期进行身心全面锻炼，防治效果会更好。如广场舞、健美操、广播操、投篮、打太极拳、种花、养鱼、旅游等，既能增加人体的灵活性，全面锻炼身体各部位，又能使大脑得到积极性休息，对增强机体免疫力，防治肿瘤、心脑血管等慢性病，更能起到积极的全面协调作用。

（一）永葆乐观心态

2008 年 3 月 17 日，美国南佛罗里达大学健康研究中心的首席科学家威斯利教授向全世界宣布：心脏可分泌救人最后一命的荷尔蒙，它不仅可以在 24 小时内杀死 95% 以上的癌细胞，而且对其他绝症也有极好的治疗效果！他的研究发现，人的情绪越高昂，心情越愉悦，心脏分泌的荷尔蒙越充沛；反之，人处在痛苦、担忧、抑郁等消极状态时，心脏几乎停止分泌这种激素物质。中国著名肿瘤专家何裕民教授在他的《从心治癌》一书中介绍了一位晚期肠癌病人——微雕专家张翼，因医院宣布他活不到两个月，曾想到自杀，后因妻子建议他用雕刻转移注意力，每日雕刻十几个小时，30 个月之后，再去医院检查，癌细胞竟完全消退，由此可见精神作用在癌症康复中具有无穷的力量。笔者查阅了海内外 500

多位 100 岁以上老人的保健资料，发现绝大多数 100 岁以上长寿老人都有一个乐观豁朗的心态；特别是那些曾患过癌症的 100 岁以上寿星，更是值得肿瘤患者学习的"乐天派"。例如，2003 年在美国逝世的宋美龄，享年 106 岁，她于 1967—1968 年曾在美国先后切除乳腺增生与乳腺肿瘤。由于她长期保持乐观的心态，与病魔顽强的斗争，癌症手术后又愉快地活了 35 年。她数十年坚持晨起前按摩，经常翻阅纽约市各大英文报纸，空闲时就绘画、写毛笔字，精力集中，消除杂念。她常说："我抗衰老的办法就是少吃多运动，少懒多动脑，少愁多寻乐，笑一笑十年少。这些理论谁都知道，但碰到具体问题就很难做到了。"又如，曾任上海市委书记的老革命家、享年 104 岁的夏征农，1982 年患前列腺癌，以泰然处之的乐观态度战胜病魔，得到康复。他认为："心胸狭窄的人整天心神不安，又如何能长寿？如果我们都能相逢一笑泯恩仇，又有什么解不开的疙瘩呢？能这样想的人对身心健康都会有利。"再如，芬兰 100 岁老人韦于吕宁，19 岁得心脏病，后患肺结核，晚年又患前列腺癌。但他数十年保持乐观心态，配合治疗，积极应对，得以康复。他年轻时喜爱运动，一直从事体力劳动，90 岁时还能干一些较轻的农活。他善于动脑，勤于思索，从作物育种及种植技术改进到农业机械和设备的发明与革新，均做过不懈的尝试。2010 年 4 月，时年 100 岁的韦于吕宁因发明马铃薯种植机荣获芬兰发明家联盟颁发的发明家金质奖章，成为这个"千湖之国"最年长的发明家。

2010 年，《柳叶刀·肿瘤学》杂志载文指出，通过体液和神经系统，将癌细胞信息传达到大脑，大脑随后可通过神经系统、内分泌免疫系统对肿瘤生长做出调节，意即神经系统是有能力影响癌症发展进程的。再一次从理论上说明，思想、心态对肿瘤的发展起重要作用。

（二）坚持定时作息

有些退休老人，虽然也无忧无虑，乐观度日，但生活作风过于散漫，玩麻将夜以继日，或者参加聚会通宵达旦，日卧不醒，"颠倒黑白"，严重破坏了生物钟，导致机体免疫力大大下降，肿瘤必将趁机侵袭。20 世纪 90 年代至 21 世纪初，湖南省体育局一位退休体操教练与一位退休十项全能运动员都是因为整天玩麻将而被肿瘤夺去了生命。2015 年 5 月，中国著名围棋手聂卫平，在北京卫视"养生堂"作自我介绍时说，他不相信自己会得癌症，因为他胸怀坦荡，从不计较个人小事；但医院确诊他患了直肠癌以后，他认为主要归咎于自己不健康的生活方式：如经常下棋连坐十几个小时以上，一次最多可以喝4斤白酒，吃13只螃蟹（半斤一个）……生活节奏紊乱，对健康损害太大了。这些人虽然经常肆意玩个痛快，但往往"乐极生悲"，大家应引以为戒。

（三）注意合理饮食

俗话云"病从口入"，有些肿瘤确实是由于不规律的饮食造成的。2012年4月15日，中国肿瘤内科治疗专业奠基人、中国工程院院士孙燕在中国医学科学院肿瘤医院举办的科普活动中说：饮食不规律，饭局上的烟、酒以及不知不觉的过度饮食，会使我们的肠胃始终处于受损状态，加上体重超标，长期下去就可能诱发癌变。美国癌症研究所与世界癌症研究基金会撰写的《食物营养与癌症预防》一书指出，如能做到合理膳食、经常运动和保证正常体重，可以降低30%～40%的癌症发生风险……有关合理饮食防治肿瘤的科研数据与临床经验，国内外报刊、书籍报道甚多，此处不再赘述。以下仅就一些最常见、最普通而一般群众很难深入了解又容易被忽视的饮食问题，介绍一些科学知识与生活实践经验，希望您能吃得更好，对防治肿瘤（癌症）更加有效。

以下几种普通抗癌食材，您吃对了吗？

大蒜：中医学认为，蒜能治百病，诸如抗肿瘤，降血脂，强心肺，杀病菌……具有明显的保健治疗作用。现代营养学研究证明，大蒜中含有蛋白质、脂肪、糖类、钙、磷、钾、铁、B族维生素、维生素C、挥发油等，成分非常复杂，对增强体质、防治肿瘤等各种慢性病，均有明显功效。还有科学研究发现，大蒜之所以能抗肿瘤，主要是因为大蒜中含有大蒜素，能有效抑制发生肿瘤的酶的活性，并能抑制幽门螺杆菌——HP（世界卫生组织已将HP定为1类致癌物）。据北京大学肿瘤学院胃癌中心主任马峻岭等的调查报告，山东省临朐县与兰陵县仅相距200千米，而临朐县的胃癌死亡率是兰陵县的10倍，其主要原因竟然是兰陵县人均每年吃大蒜6千克，而临朐县人均不超过1.5千克。德国人最喜欢吃大蒜，每年举办"欧洲大蒜节"，每年大蒜的消耗量达8000吨以上。德国大蒜研究所（世界唯一大蒜研究所）负责人哥特林博士介绍，大蒜中含400多种有益身体健康的物质，常吃大蒜的人比不吃大蒜的人患胃癌的概率要少将近一半，多吃大蒜的人患肠癌的概率也非常低。

吃大蒜的一些方法：

笔者从初中读书时，跟一位北方老师学习吃大蒜，迄今已坚持 70 余年，大多是生吃。有研究报道，熟吃大蒜的杀菌力只有生吃的 1/9。美国康涅狄格大学医学院研究人员发现，生大蒜切片后产生的硫化氢更能促进人体血液流通，保护心脏，煮熟或晒干的大蒜则无此功效。德国科隆大学的汉斯·罗依特教授实验报告，每天吃 3 克生大蒜，4 周后人体胆固醇水平显著下降。德国大蒜研究所的专家们发现，将生大蒜切碎以后，大蒜中的蒜氨酸与蒜酶相互接触即生成大蒜素（抗肿瘤的主要物质）。美国癌症中心研究人员建议，切好大蒜后别急着下锅，先放置 15 分钟后再烹饪才能发挥其抗癌功效。笔者多年吃大蒜的经验是，在吃饭前，将 2～3 瓣生大蒜切碎后放置 10～15 分钟，然后连同少量清淡的饭菜一起嚼碎入胃（有研究报道，大蒜素与肉中的维生素 B_1 结合，可生成稳定的蒜硫胺素，使维生素 B_1 含量增加 4～6 倍，并能延长维生素 B_1 在人体内的停留时间，增加肠道对维生素 B_1 的吸收率和体内利用率，对增强人体免疫力也有重要作用），再吃其余的饭菜，一可减轻大蒜辣味的刺激，二可让"蒜臭味"很难从胃里冒出来。但要注意，在开始拌嚼大蒜时，肉菜类不要太咸太热，因为太咸太热有碍大蒜抗癌功效发挥。回忆 20 世纪 40 年代，日寇侵华，笔者外出逃难，口袋里经常装一些生大蒜，当自我感觉身体比较疲劳，抵抗力低下，或感冒鼻塞处于"亚健康"状况，又无法求医时，就将几瓣生大蒜切碎，慢慢用温开水细嚼吞下，以此代替药物的杀菌作用，疗效显著。也可在感冒时将一瓣大蒜切成两半，分别塞入两个鼻孔（切口向上），立即打喷嚏，流鼻水，感冒即可缓解。有些人的脾胃如不能适应生大蒜的刺激，可采用服"糖醋蒜"的方法：将去皮的生大蒜浸入糖醋液（酸甜度由自己确定），2 ~ 3 周后即可食用（如感到太辣，也可多浸泡一些时间），每天早晨空腹吃 2 ~ 3 瓣，并喝点糖醋液。有些肿瘤患者的抗癌经验证明，"糖醋蒜"也可治疗淋巴癌、卵巢癌以及消化系统的肝癌、直肠癌、大肠癌等。中医学认为，药用大蒜最好是紫皮大蒜。

当然，长期过量食用大蒜也会有一些副作用。一会杀死对人体有益的细菌，影响维生素 B 的吸收；二会引起贫血，笔者曾多次观察当自己吃大蒜较多时，红细胞数有所减少，少吃以后即恢复正常；三会加重对胃的刺激，有胃炎或胃溃疡的患者，要特别小心，如吃大蒜后感到胃不舒服，就应少吃或不吃。

印度昌迪加尔的科学家对动物实验研究得出结论，有人建议，每天吃生大蒜最好不超过 12.5 克，以免损伤肝功能。

中国有句古语"蒜有百益，唯害于目"，但也有另一种说法"初食不利目，多食却明"。目前尚无这方面的科学实验论证，笔者吃大蒜后对视力的影响也不太大，建议读者酌情处理。

西红柿：美国哈佛大学医学院癌症研究所的学者和其他国家的科学家发现，西红柿中的番茄红素（lycopene）有广谱抗癌作用，如对前列腺癌、食管癌、胃癌、结肠癌、直肠癌等均有效。英国布里斯托大学、剑桥大学与牛津大学的研究人员对 1.4 万名 50 ~ 60 岁男性的饮食研究发现，每周吃 10 份西红柿（约 3 斤），可使患前列腺癌的危险降低 18%，关键是番茄红素在起作用。西红柿加热后番茄红素释放量可增加 5 倍。瑞典隆德大学研究人员最新发现，一种番茄基因与药物结合，注入癌细胞，能强有力地破坏癌细胞，而对正常细胞无损害。西红柿中的番茄红素、维生素 C、维生素 E、胡萝卜素、烟酸、黄酮类等物质，都有很强的抗氧化作用，能清除自由基，防止动脉硬化与痉挛，可有效地防治肿瘤与心脑血管病等慢性病。美国伊利诺伊大学与哥伦布大学的科研人员在动物实验中发现，西红柿与芥蓝共食，可抑止前列腺癌的发展。欧洲科学家对 1300 名男性研究表明，每周吃 5 次以上的番茄食品，发生冠心病的危险程度比每周只吃 2 次的人要降低 50%。

吃西红柿的一些方法：

吃西红柿的主要目的是摄取番茄红素。比起其他蔬果来说，西红柿中含番茄红素最丰富，但要注意以下吃法：一是番茄红素藏在细胞里面，必须将西红柿切碎加热（炒热不加水，并放几滴橄榄油，因番茄红素是脂溶性）以后，再打成果汁，当细胞壁被破坏以后，番茄红素才能释放出来。二是加热时温度不可太高，有人做过实验，番茄红素在超过 50 摄氏度的环境中易于分解。由于西红柿含有机酸，可保护维生素 C，但如放置在超过 40 摄氏度的时间太久，也可能会损失一些维生素 C。但为了加热摄取番茄红素，即使损失一些维生素 C，也可设法从其他蔬果中弥补。近 30 年来笔者坚持每天下午 4 点钟左右（中晚餐之间）喝一碗加热打碎的西红柿汁（约 250 毫升），配合一小瓶酸奶（有研究证明，西红柿加酸奶可以补血）和十几颗坚果（如杏仁）。因为西红柿中含有较多的胶质、果质、棉胶酚等酸性成分，易与胆汁发生化学反应凝结成不可溶性块状物质引起胆结石，故应避免空腹吃太多西红柿。

西蓝花：美国伊利诺伊大学科学家发现，西蓝花中含有抑制癌细胞的植物化学物质——莱菔硫烷（sulferaphone），可预防肾癌、食管癌、口腔癌、乳腺癌、直肠癌、胃癌等，美国《营养学》杂志载文介绍西蓝花有预防前列腺癌的研究成果。日本国家癌症研究中心也将西蓝花列为抗癌的一种主要蔬菜。日本科学家研究发现，每天吃 70 克左右的西蓝花，能减少患消化道溃疡甚至胃癌的危险，因为西蓝花有抑制幽门螺杆菌的作用。

吃西蓝花的一些方法：

如同西红柿中的番茄红素一样，西蓝花中的抗癌物质——莱菔硫烷也必须在细胞被破坏的时候，让有关的酶接触到它的前体，才能释放出来。美国伊利诺伊大学的研究人员发现，莱菔硫烷这种蛋白质释放出来的糖苷酶，很容易因西蓝花中的另一种硫结合蛋白质而失去活性。所以要保持糖苷酶的活性，就必须将硫结合蛋白质"灭掉"，不让它破坏抗癌物质莱菔硫烷。经实验得知，硫结合蛋白质比糖苷酶更怕热，如将西蓝花加热至 60 摄氏度，硫结合蛋白即可变性，而糖苷酶仍能保持活性。还要注意西蓝花富含果胶，细胞壁比较结实，生吃时其营养成分不易释放出来，必须经过适当的烹调，但烹调的温度不宜太高。英国沃里克大学研究发现，西蓝花中的抗癌物质煮沸 30 分钟后会损失 77%。但经微波炉烹调 3 分钟或经 5 分钟以内的油炒，其抗癌物质则损失很小。

为减少农作物中的有害物质，最好在烹调以前，将西蓝花用清水浸泡一下。

洋葱：据路透社报道，意大利米兰乃格里药理研究所的加莱奥内博士领导的研究组，在意大利和瑞士调查发现，多吃洋葱和大蒜的人患肠癌、卵巢癌和喉癌的风险较低。加莱奥内等指出，动物研究和实验室细胞试验均发现，洋葱里的抗氧化物类黄酮与大蒜中的硫黄化合物等都能抑制肿瘤生长。他们发现，每周吃 7 份以上洋葱的人，患大肠癌的风险比不吃洋葱的人要少一半，爱吃大蒜的人患肠癌的风险也比不吃大蒜的人少 1/4，喜欢吃大蒜和洋葱的人患口腔癌、喉癌、肾癌和卵巢癌的也比较少。

科研证明，洋葱中含的栎皮黄素是一种天然抗癌物质，能增强人体免疫力，抑制癌细胞的增长。洋葱中的微量元素——硒是一种很强的抗氧化剂，能消除人体内的自由基，增强机体代谢能力，有防癌、抗衰老的作用。中国科研人员在山东省一个胃癌发生较多的地区发现，吃洋葱越多的人患胃癌的概率越低。因洋葱中富含维生素 B_1、维生素 C、胡萝卜素、烟酸、钙、磷、铁、前列腺素 A、二烯丙基二硫化物及硫氨基酸等成分，对防治癌症与心脑血管病有不同的作用。中国工程院院士孙燕介绍，在河南林县，中国医学科学院肿瘤医院与美国国家癌症研究所针对癌症高发人群开展了摄取多种维生素加微量元素的大规模双盲临床试验，经过 6 年以上的随访，发现食管癌和胃癌发病率明显下降，出人意料的是，连白内障发病率也减少了。

吃洋葱的一些方法：

2013 年，美国《烹饪之光》杂志载文指出，洋葱生吃或拌沙拉最能抗癌。生洋葱虽有一些辛辣味，但正是这些产生辛辣味的物质，具有抗癌的功效。瑞士伯尔尼大学的科学家研究证明，洋葱能预防癌症与骨质疏松症，而生吃或榨汁喝能发挥多种神奇疗效。利用洋葱进行日常保健的人，每天可能要吃 200～300 克，才能预防骨质疏松症。美国加利福尼亚大学药学博士郑慧文等研究认为，每天吃半个洋葱对防治心血管病很有好处，但洋葱煮得越熟防病效果越差。2007年，笔者的老伴由于在餐馆进食较多，总胆固醇（TC）上升至230毫克/分升，她坚持每天锻炼并配合吃半个洋葱（凉拌为主），半年后 TC 降至178毫克/分升。

洋葱虽好，但也不宜吃得过多。洋葱辛温，可能引起发热，热病患者慎食。洋葱的香辣味刺眼，有眼疾者切洋葱时要注意，皮肤瘙痒、有胃病者也要少吃。

现在，国内外新发现的抗癌食材多如牛毛，下面再简单介绍一些，仅供选择。

食材名称	含抗癌物质	防治主要癌症
黄豆	异黄酮、赖氨酸等	乳腺癌、宫颈癌、前列腺癌等
胡萝卜	胡萝卜素、维生素 A、叶酸、木质素等	肺癌、肠癌等
绿茶	抗氧化物（EGCG）等	胰腺癌等
芒果	槲皮素、鞣酸等	乳腺癌、结肠癌、前列腺癌等
海鱼（三文鱼、沙丁鱼等）	不饱和脂肪酸（EPA、DHA）等	肝癌等
鸡蛋	维生素 B_2、硒、锌等	肝癌、肺癌等
茄子	龙葵碱、葫芦素等	胃癌、子宫颈癌等

续表

食材名称	含抗癌物质	防治主要癌症
海带	碘、海藻酸钠、纤维素等	乳腺癌、甲状腺肿瘤等
地瓜（红薯）	硒、钾、胡萝卜素等	肝癌、乳腺癌、肠癌等
麦麸（小麦皮）	硒、镁、B族维生素等	肺癌、结肠癌、直肠癌
萝卜	木质素、芥子油、维生素C等	肠癌等
芦笋	芦丁、多种维生素等	淋巴瘤、膀胱癌、皮肤癌等
菠菜	胡萝卜素及多种抗氧化物	胃癌、肠癌等
坚果	硒等	肺癌等

（四）吸烟致癌与饮酒致癌的科学依据与临床经验

1. 吸烟致癌

1934年，中国学者吕富华在德国著名杂志《法兰克福病理学》上载文，揭示烟草含有致癌物质。多年来国际医学专家陆续证实，香烟中含有4000多种化学物质，其中至少有43种致癌物质。2015年，美国癌症学会研究人员在医学杂志《JAMA Internal Medicine》上发文报道，2011年35岁以上成年人因12种癌症死亡人数为34.6万人，其中，48.5%

的个体患癌死亡原因可归咎于吸烟，主要为肺癌和支气管癌、口腔癌、膀胱癌与食道癌死亡个体中约有一半为吸烟所致。专家研究证实，在43种致癌物质中，至少与14种不同的癌症有关。专家发现，女性吸烟比男性吸烟更易患肺癌与膀胱癌。荷兰莱顿大学研究人员对740名皮肤癌患者进行调查并与未患皮肤癌者对比表明，吸烟者患鳞状细胞癌的危险比不吸烟者高1.9倍，而且吸烟越多，危险性越大。每年3月13日是英国"全家无烟日"。反对吸烟者指出，英国每年因吸烟死亡者约7万人。英国癌症研究所菲利普教授说："我们需要继续让吸烟者知道，吸烟能对他们的身体造成这么多的危害。一些人可能不知道，二手烟实际上比吸烟者直接吸入的烟雾含有更多的致癌物。"英国医药协会敦促政府借无烟日之机采取行动，禁止所有的烟草广告宣传。2011年，英国政府发布了新的抗癌计划——《改善治疗效果：抗癌新策略》指出，40%患癌的英国人都与不良生活方式有关——吸烟是癌症的首要诱因。以日本国立癌症研究中心为主的研究小组，通过分析9篇相关研究论文证明，被动吸烟者患肺癌并死亡的风险为普通人的1.3倍。为防止被动吸烟，截至2014年，全球已有49个国家全面禁止室内吸烟。其次是男性蔬果吃得太少，女性超重，要改善这一现状，除了戒烟，适当进行体育锻炼，也可以预防乳腺癌、肠癌等癌症发生。每天至少进行半小时的运动，就可以预防癌症。湖南省肿瘤医院院长刘景诗于 2015 年 2 月 4 日——"世界癌症日"提醒市民，至少有 1/3 的癌症可以通过减少饮酒、健康饮食和加强体育锻炼得到预防，如果减少吸烟，则 50% 的癌症可以得到预防。2015 年 8 月，世界卫生组织（WHO）发布研究成果（集中 40 多个国家的 250 多位科学家参加研究），警告未来将出现癌症病例大爆发的情况，呼吁民众调整生活方式，必须限制酒精和糖分的摄入，以及戒烟。该报告重点列举 2012 年全球罹患人数最多的癌症为肺癌（180 万）、乳腺癌（170 万）、大肠癌（140 万）。其中致死率最高的是肺癌，而患肺癌人数上升与烟草销量增加有关。2015 年 10 月 10日，《环球时报》报道，英国医学杂志《柳叶刀》载文指出，中国消费全球烟草产量的三分之一，因吸烟致死的人数也占全球因吸烟致死的六分之一。如果中国不推广禁烟的话，到 2030 年，每年因吸烟致死的人数将由 2010 年的 100 万人增至 200 万人，到 2050 年将增至 300 万人，而吸烟者的死亡率比不吸烟者的死亡率要高出 2 倍，患肺癌、脑中风、心脏病的死亡率也更高。2016 年 12 月 2 日，《人民日报》（海外版）记者喻京英报道："据中国抗癌协会肺癌专业委员会主任委员、天津市肿瘤医院副院长王长利介绍，80% 以上的肺癌被认为是由于长期主动吸烟或被动吸入'二手烟'所致。有数据表明，吸烟人群的肺癌发病率比不吸烟者高出 10 ～ 20 倍，其中男性吸烟患肺癌的概率是不吸烟者的 23 倍，女性是 13 倍。'二手烟'人群罹患肺癌的风险较其他人群高出 20% ～ 30%。"

近年来，人们对二手烟、三手烟更加有所警惕了。2015 年 5 月 30 日，贵州省疾控中心健康教育所副所长何琳介绍，二手烟中含有至少 69 种致癌物，对公众健康特别是对女性及少年儿童的健康可产生极为严重的损害。进一步的科学测定表明，二手烟是室内 PM2.5 的主要来源。2013 年 2 月 27 日，在复旦大学公共卫生学院的专业指导下，进行的"验证二手烟雾对室内 PM2.5 浓度影响因素实验"，发现仅吸 1 支烟的用时 4 分钟内，就能使室内 PM2.5 浓度升高 5 倍之多，达到 251 微克 / 立方米，进入室内 PM2.5 国际标准设定的"危险"范围。专家认为，二手烟可使非吸烟者患肺癌的风险提升，增加女性患乳腺癌的风险，导致女性生殖能力下降，引发新生儿发生神经管畸形、唇腭裂等出生缺陷。二手烟还可导致儿童患呼吸道疾病、白血病、淋巴瘤和脑部恶性肿瘤……

　　"三手烟"这个名词是 2009 年由美国哈佛癌症中心提出来的。其含义指的是，吸烟者将烟熄灭后，烟雾在室内建筑、物品表面和灰尘中的残留毒素，包括尼古丁衍生物、重金属、辐射物等致癌物，被人体皮肤吸收后，仍会损害健康。科研人员进一步分析得知，三手烟的毒性成分包括氢氰酸、丁烷、甲苯、砷、铅、一氧化碳，以及 11 种高度致癌的化合物。这些致癌毒素进入人体细胞后，一些化合物在细胞核内与核酸产生反应，引起基因链断裂或碱基氧化，从而引起基因突变。这是致癌的重要原因。研究证实，吸烟父母身边长大的儿童，体内尼古丁含量比不吸烟父母身边长大的儿童高约 50 倍。研究发现，在吸烟时，开窗或开风扇并不能完全清除三手烟。加利福尼亚州劳伦斯伯克利国家实验室研究证明，三手烟在室内能残留 200 天，有毒物质对人体 DNA 的损害程度极大。

　　2013 年《新英格兰医学杂志》刊登美国疾病控制与预防中心蒂姆·迈克阿菲博士的文章指出，根据政府掌握的数据与 1997 年开始统计的超过 20 万美国人的医疗记录，结合 20 世纪 80—90 年代科学家们研究吸烟对死亡率的影响，证明吸烟者的平均寿命会缩短 10 年。

　　以上国内外医学界的临床经验与科学实验，再一次警告世人，吸烟者、二手烟与三手烟受害者，特别是肿瘤（癌症）患者与一般中老年人，要百倍提高警惕，下决心远离烟草的毒害，力争健康地多活几十年。回忆20世纪60—90年代，笔者曾多次劝告原湖南省体委烟瘾很重的一些老朋友，一定要戒烟，但由于他们对烟毒认识不够深刻，加上意志力薄弱，下不了决心，均先后被癌症夺去了生命。

有些老烟民认为"突然戒烟会打乱身体平衡，反而对身体不好"。中日友好医院烟草病学及戒烟中心肖丹教授解释说，有些烟民在戒烟早期确实能产生焦虑、抑郁、唾液腺分泌增加、注意力不集中、睡眠障碍等不适应，这些都属于正常的戒断反应。首都医科大学肺癌诊疗中心主任支修益认为，这种戒断症状主要是因香烟中的尼古丁刺激大脑产生多巴胺，让烟民有愉快感，当尼古丁被代谢掉以后，多巴胺会急剧下降，促使烟民欲不断摄取尼古丁，这是戒烟初期常见的反应，戒烟门诊医生要向烟民解释清楚。支修益表示，戒断反应因人而异，老烟民反应强烈，烟龄短者可能没有什么反应。国家卫生健康委员会出版的《中国临床戒烟指南》（2015年版）中指出，烟草依赖表现分躯体依赖和心理依赖两方面。一般情况下，戒断症状可从停止吸烟后数小时开始出现，14天内表现最强烈，之后逐渐减轻，直至消失，持续一个月左右，部分患者会持续一年以上。

有<u>些</u>嗜烟者提出质问："少数 90 ~ 100 岁以上长寿老人也有抽烟习惯，为什么烟草不影响他们长寿？"必须承认确实有这种特殊情况。例如，法国享年 122 岁的娜·卡尔芒，100 岁时仍坚持体育锻炼，但身体并不十分健康。她从 21 岁开始，每天抽两支烟。美国加利福尼亚大学的人类基因专家摩根·莱文认为，从生物学角度讲，那些同卡尔芒有着类似生活习惯的人，他们的遗传基因具有特殊性。笔者在分析 90 ~ 100 岁以上老人的生活习惯时也发现，极少数寿星有抽烟的习惯，但抽的数量很少（每天 2 ~ 4 支）。例如，宋美龄 2003 年去世，享年 106 岁，生前每天有抽几支烟的习惯，1975 年蒋介石去世以后，她才戒掉已吸了 60 年的烟。又如，笔者的哥哥，从 18 岁参加工作时起，每餐饭后一支烟（每天 3 支），至 93 岁去世时为止，从未得过肿瘤……营养学告诉我们：人类每天在饮食中，不可避免地会摄入微量毒性物质，只要不超标（如体检项目不超过参考指标），对健康危害不大。从免疫学角度分析，如果老人每天锻炼身体（如122 岁的卡尔芒），生活方式健全，则机体免疫力很强，如体内发现病原体，免疫系统就会产生一种具有杀伤性的 T 淋巴细胞，消除体内或来自体外的病原体。并由 T 淋巴细胞指挥专门的 B 淋巴细胞产生一种专一的（后天特异性）抗体，专门对付某种病原体（如烟毒）。

因此，少数长寿老人抽烟，可能有她（他）们的先天遗传基因或后天特异性免疫功能。普通人不能效法。

2. 饮酒致癌

多年来，许多国内外医学专家认为，少量饮酒（限酒）对身体有益。但最近 10 年来，一些临床经验与科学研究却证明，少量饮酒也会增加死亡风险，特别是对肿瘤（癌症）患者来说，更应该戒酒。

2007 年 10 月，世界癌症研究基金会发布了《肿瘤饮食与指南》（第 2 版），关于酒精性饮料，已十分明确：酒精（乙醇）是人类的致癌物，是人体多种肿瘤的诱发因素。酒精性饮料可以导致口腔癌、喉癌、食管癌、肝癌、直肠癌和乳腺癌的证据是明确的。

研究提示，酒精性饮料不存在"安全摄入量"的说法，即在"可致癌"这一点上不同酒精性饮料之间无差异性（《癌症只是慢性病》，何裕民编著）。

2013 年，美国国立癌症研究所大卫·V·尼森的最新研究在《美国公共卫生杂志》上发表，研究结果认为，酒喝得越多，死亡率越高，即使每天"适量"或"少量"喝酒也会增加死亡风险，不存在安全的饮酒上限，减少饮酒量才是预防癌症的重要手段。尼森的研究数据显示：全美罹患各种癌症的死亡人数为 18178 ~ 21284 人（平均 19503 人），癌症死亡率为 3.2% ~ 3.7%。其中，全美因饮酒而诱发的男性口腔癌、喉癌、食道癌死亡人数为 3790 ~ 8395 人（占癌症死亡总人数的 53% ~ 71%），因饮酒而诱发的女性乳腺癌死亡人数为 4730 ~ 7310 人（占女性乳腺癌死亡总人数的 56% ~ 66%）。另外，因饮酒罹患癌症死亡而损失的寿命为 17.0 ~ 19.1 年（平均 18 年）。科研人员还发现，饮酒量与死亡率的关系为：

每天喝超过 40 克酒精的死亡率为 47.5% ~ 60.2%；

每天喝 20 ~ 40 克酒精的死亡率为 14.4% ~ 17.2%；

每天喝不到 20 克酒精的死亡率为 25.5% ~ 35.2%（男性 17% ~ 25%，女性 37% ~ 51%）。

注：20 克酒精约为一瓶啤酒的酒精含量。

美国著名生物学家辛格等人研究发现，酒精能引起许多癌变，即使是低度酒，也可引起细胞癌变，饮酒者发病率是不饮酒者的 2 ~ 3 倍。

2015 年 8 月，《英国医学杂志》载文指出，每天饮酒，即使是小酌也会增加女性罹患乳腺癌、肝癌、肠癌等多种癌症的风险。美国哈佛大学公共卫生学院研究人员分析了 13.5 万人 30 多年的健康记录，发现女性每天喝 120 毫升葡萄酒，相当于 1.9 个酒精单位，即 19 毫升纯酒精会导致罹患乳腺癌的风险增加 13%，患肝癌、肠癌、喉癌、口腔癌、食道癌的风险也有所增加。

2018 年 1 月，国际著名学术期刊《自然》载文，英国剑桥大学 MRC 分子生物实验室科坦·帕特尔教授及其同事们研究指出，酒精可以损伤干细胞的 DNA（脱氧核糖核酸），增加癌症的发生率。其主要原因是，酒精进入人体后，在代谢过程中产生的乙醛（CH_3CHO）能直接结合 DNA，诱发基因突变。所以，世界卫生组织把乙醛列为一级致癌物。

2018 年 9 月，世界卫生组织调查指出，全球每年有超过 300 万人因喝酒而死亡，其中因喝酒致癌死亡者占 12.6%。世界卫生组织评估认为，饮酒是导致口腔癌、喉癌、食道癌、肝癌、大肠癌、乳腺癌等癌症的直接原因。

2011 年，笔者回国，在一次聚会上，长沙市邮电局一位同志询问："我有酒精性脂肪肝怎么办？"笔者的答复是："首先，你必须戒酒。"然而，当一起聚餐时，朋友之间劝酒，他又大喝起来！这些人不懂得，饮酒者的肝内甘油三酯含量可增加 3 ~ 14 倍，最早可于饮酒后第二天显现。酒精会杀死大脑神经细胞，可引起酒精性脂肪肝、酒精性肝炎和酒精性肝硬化，而肝硬化患者有 4% ~ 29% 可转为肝癌。2015 年 3 月 25 日，英国《每日邮报》报道，世界癌症研究基金会的最新研究发现，每天仅喝 3 杯酒就足以导致肝癌。湖北省襄阳市第一人民医院肝病科刘富春主任医生的临床经验认为，80% 的肝癌是喝酒喝出来的。武汉市中心医院胸外科主任陈宝钧介绍，他一个礼拜一连做了 4 台食管癌手术，患者个个都是"海量"，这些食管癌患者均为五六十岁左右的中年男子，大都有二三十年的饮酒史。陈宝钧认为，酒精可以作为致癌物的溶剂，促进致癌物进入食管，造成食管黏膜损伤，为食管癌的发生创造条件。

葡萄酒中含有的白藜芦醇成分，可以清除自由基的抗氧化效应，减少脑部中风部位的自由基伤害，也可以降低人体内的坏胆固醇，延缓动脉硬化。但为了避免酒精对心脑血管与肝脏的伤害，肿瘤患者在吃葡萄的时候适量吃一些清洁的葡萄皮也有相同效果（实验得知，白藜芦醇含于葡萄皮中）。法国的葡萄酒闻名世界，肝病患者也比西欧其他国家多 5 倍。第二次世界大战期间，法国许多酒厂关闭，肝病患者少了 80%。法国《费加罗报》载文指出，每天饮酒 20 克，可诱发罹患脂肪肝、肝硬化的危险。2008 年，德国科学家在医学专业期刊《酒与酗酒》上发表一项研究报告指出：喝红酒对大脑的伤害竟比白酒和啤酒的伤害还要大。德国格丁根大学对饮用不同类型酒后的人进行大脑扫描发现，健康人大脑中的海马体平均为 3.85 毫升，喝啤酒者是 3.4 毫升，喝烈酒者是 2.9 毫升，喝葡萄酒者仅 2.8 毫升（最少）。海马区主管人的记忆与方向感、空间感。海马区缩小，对大脑伤害很大，是成年人患阿尔茨海默病的主因。2007 年，澳大利亚的科研人员发表研究报告指出，葡萄酒升高血压作用与啤酒相同。2019 年，英国科学家在《BMC　Public　Health》杂志上载文报道，以每周喝一瓶葡萄酒计，酒精与患癌风险间的关联强度，相当于男性吸 5 支香烟、女性吸 10 支香烟的影响。

　　请再一次记住！为防治肿瘤等慢性病，要尽可能少喝酒，不喝酒。如在"无酒不成席"的中国宴会上，硬要"入乡从俗""礼尚往来"喝一点低度酒，也应浅尝辄止。

作者简介

　　青少年时代，姚珍杲曾跟随叔叔学习中医，在舅父指导下练武术。1949年毕业于国立师范学院（湖南师范大学前身），并在留学德国的医学博士赵敏学教授指导下，学习运动医学，向全国武术名家张登魁先生学太极拳。20世纪60—70年代，对运动员训练进行运动医学监督，帮运动员治疗伤病，调整运动员因训练过度而引起的心脑血管功能紊乱。在有氧训练与无氧训练的理论与实践方面有较深入的研究，掌握了增强心脑血管功能和防治心脑血管疾病的重要辅助手段。1988—1989年，在"湖南省老年体疗保健中心"，组织和领导全省中西医名优专家、教授研究和治疗中老年人的各种疑难杂症。曾多次与日本、美国、澳大利亚等国的运动医学家、老年病医学家交流防治以心脑血管病、肿瘤、瘫痪为主的疑难杂症的经验。